しなやか血管とサラサラ血液は
えごま油でつくる！

28種のかんたん絶品レシピ付

井上浩義 著
慶應義塾大学医学部教授
理学博士／医学博士

レシピ担当 松田敦子
予防医学指導士／栄養士

アーク出版

はじめに

新しい油がなぜいまブームになっている?

グリーンナッツオイル、ヘーゼルナッツオイル、アーモンドオイル、ウォールナッツオイル、ココナッツオイルなどなど……スーパーなどの食用油コーナーをじっくり見てください。ふだん購入するものとは異なる製品がたくさん並んでいることに気づくはずです。

これまで身近になかった食用油製品が一種のブームとなっています。カタカナ系のネーミングにまじって「えごま油」が見つかるかもしれません。

本書は、その中の「えごま油」について、健康上の利点や適切な摂り方について、知っていただくことを目的としています。

肥満や、いろいろな生活習慣病の原因として食品による脂肪の過剰摂取が問題視され、その量と質に注目が集まっています。食用油製品の充実ぶりは、その反映です。

私がえごま油をお勧めするのは、オメガ3脂肪酸が豊富に含まれているからです。

「オメガ3脂肪酸」というとなじみのない人もいるかもしれませんが、この種類には、魚に含まれ頭のよくなる脂質として知られるＥＰＡ（エイコサペンタエン酸）やＤＨＡ（ドコサヘキサエン酸）、そして本書で取り上げるα-リノレン酸などがあります。

日本人は、以前は魚やくるみからオメガ３脂肪酸を十分に摂取していましたが、最近は魚離れが進み、くるみも食べないので、不足気味になっています。それを補うものとしてえごま油が注目されているのです。

オメガ３脂肪酸を高く評価したのは米国です。がんで亡くなる人より心臓病や脳梗塞、脳出血など血管系の病気で亡くなる人がずっと多く、その傾向がいっこうに改善されないことへの危機感が背景にあります。

血管系の病気は、一命をとりとめたとしても重い後遺症が残ることも多く、患者本人や家族などに重い負担をかける点でも避けたい病気です。

オメガ３脂肪酸は、血管をしなやかにし血行をよくするので、米国で摂取量の推奨値が策定されました。

同じように血管系の病気による死亡者が多い日本でも、２０１０年にオメガ３脂肪酸の摂取推奨値が決められました（厚生労働省策定「日本人の食事摂取基準２０１０年版」）。

えごま油の中にはオメガ３脂肪酸が約６割も含まれています。摂取推奨値を満たすのに、これほど手軽にとれ、風味などとして使いやすいものはありません。

本書の後半には予防医学指導士の資格を持ち、栄養士としても活躍されている松田敦子さんのえごま油を使ったレシピ集を掲載しました。

本書でえごま油の良さを知っていただき、また、えごま油を通して油脂全体に関心が高まることを期待しています。現在お使いの油を一部かえるだけで血管が若返ります。えごま油を上手に利用して皆様の健康づくりに役立ててください。

2015年10月

慶應義塾大学医学部教授　井上　浩義

しなやか血管とサラサラ血液はえごま油でつくる!!／もくじ

1 「あぶら」についての意外な落とし穴

2 「あぶら」は多すぎても少なすぎてもダメ

3 からだに良い「あぶら」悪い「あぶら」

5 えごま油でα-リノレン酸を効率的にとる

カバー装幀◇関原直子
本文ＤＴＰ◇丸山尚子

1章

「あぶら」についての意外な落とし穴

「あぶら」はおいしい嫌われ者？

あぶらはおいしい……多く人が「その通り！」と納得するでしょう。

たとえば、牛肉のサシ。筋肉についた脂肪のことで、見かけから「霜降り」と呼ばれ、その入り具合がおいしさの決め手になります。

適度のサシが入ったステーキ肉を焼くときの香り、ジュージューという音、噛んだときの肉汁の広がりなど、想像するだけで唾液が出てきませんか。

脂ののったまぐろやぶり、さんまなどはおいしい魚の代表ですし、テンプラや唐揚げ、コロッケ、トンカツなどはあぶらで揚げてこそのものです。

その一方で、あぶらは嫌われ者でもあります。

食べ過ぎると、健康によくないことが〝常識〟になったからです。太るうえに、糖尿病や高血圧、動脈硬化の「犯人」と目されるようになっています。

もともとおいしいだけに、マイナス面がよけいに目立ち、必要以上に警戒されがちでもあります。

肥満度を表す指標となる「体脂肪」という用語からも、あぶら（脂肪）の摂取がそのまま体にたまるイメージに拍車をかけているようです。実際には、糖質の取り過ぎも肥満の大きな要因になるので、あぶらだけを敵視するのはかわいそうな気がします。

それに、あぶら（脂肪）は、タンパク質、糖質と並んで三大栄養素の一つです。悪者扱いして、むやみに排除するのは、よくないのです。

食べるあぶらには油と脂がある

牛肉ステーキのように、「肉を炙る（あぶる）と出てくるもの」ということから、「あぶる」が転じて「あぶら」となったという説が、「あぶら」の語源として有力です。すでに古代から「あぶら」のおいしさは知られていたのかもしれません。

「あぶら」には「油」、あるいは「脂」の漢字をあてます。

この違いには理由があって、常温（20℃くらい）で溶けて液体になっているものを油、常温で固まっている（固体）ものを脂、と区別します。

ちなみに英語では、油はoil、脂はfatです。

植物性あぶらの大半は油で、サラダ「油」、オリーブ「油」などと書きます。

動物性あぶらの大半は脂で、ヘットは牛「脂」、ラードは豚「脂」です。バターやチーズの主成分は乳「脂」(乳脂肪)です。

植物油はいつも液体のままですし、冷蔵庫に入れても固まることはありません。ヘットは25度だと固体ですが、体温と同じ37度になると溶けて液状になります。ココナツオイルのように、春先は真っ白に固まっていて、夏には半透明の液状になるような小さな温度差で状態が変化するものもあります。

一般的にあぶらを総称して「油脂」と言いますが、食品分析表では「脂質」、栄養調査では「脂肪」という言葉が使われます。どれも、ほぼ同じ意味です。本書では脂質を主に使っています。

あぶらには、食用以外のものもあります。ガソリンや軽油、灯油、機械油などは「鉱油」と呼びます。

アロマテラピーなど使われる、植物に油を加えて採取・加工した香油などは「精油」と言います。

「脂質ゼロ」商品を食べ続けるのは最悪の選択

あとでくわしくお話ししますが、私たちがふだん摂取している脂質には、いろいろな種類があります。コレステロールと中性脂肪もその一種です。言うまでもなく、「健康によくない」「肥満になる」など、いずれも悪者扱いです。

中性脂肪は体脂肪を増やし、コレステロールは血液をドロドロにするなど、その違いも比較的よく知られています。では、店で売られる肉の、白く見える部分は中性脂肪でしょうか、それともコレステロールでしょうか。正解は「中性脂肪」。コレステロールは赤みに含まれているので、見た目ではわかりにくいのです。

脂質に関する情報や知識には、知っていそうで実は知らないことが意外とありそうです。「最近の人は脂肪をとり過ぎ」という認識も同様です。

日本人の成人では、1日に必要なエネルギー量の20～25％は脂質でとるのがよい、とされて

● 図1 ● エネルギーの栄養素別構成比の平均値（20歳以上、男女計、年齢階級別）

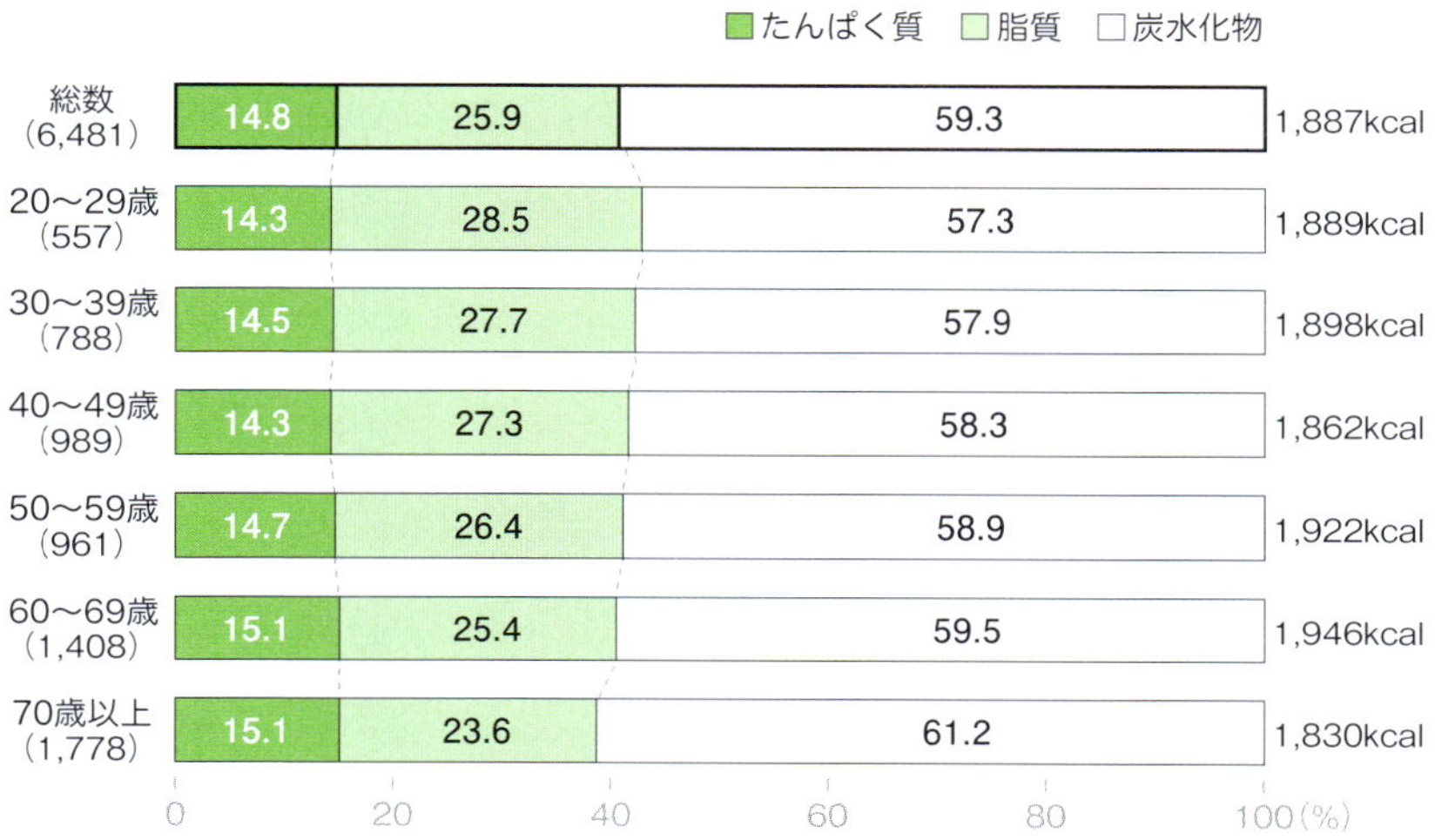

出典）厚生労働省（平成25年国民健康・栄養調査）

います。重さにすると、およそ50ｇになります。

実際の摂取状況はというと、エネルギー比率にして25～27％、1日の摂取量は50ｇより少し多い程度です（前ページ図参照）。

平均値なので、ふだんから脂っぽいものを好む人、太っている人などは、とり過ぎている可能性もありますが、全体としては、ほぼ適正な水準にあると言えるのです。

にもかかわらず、なんとなく流布している「とり過ぎ」感のせいで、「脂質ゼロ商品」あるいは「限りなくゼロに近い商品」ばかり摂るのは禁物。脂質は減らしすぎると、免疫機能が落ちたり、ホルモンバランスが崩れたりして体調を崩すだけでなく、肌にシワができるなど外見にも弊害が出てしまうのです。

摂取量と同じくらい注意したいのが脂質の中身です。

4章でお話しするように、脂質は化学的な性質によって、いくつもの種類があり、体への働きがそれぞれ異なります。それらを偏りなくバランスよく摂ることが健康づくりの基本です。

寿命が尽きるまで女性で13年、男性で10年、病気に苦しむ？

日本人の平均寿命は、30年以上も世界のトップレベルにあることはご存知のとおりでしょう。現在、女性は86・83歳で世界一、男性は80・50歳で世界三位です（ＷＨＯ　２０１４年）。

ただし、残念ながら健康を維持したまま天寿をまっとうする人はあまり多くいません。病気がなく自立した生活ができる期間のことを「健康寿命」と言います。たとえば、65歳でがんになって入退院を繰り返すようになれば、65歳が健康寿命です。70歳で脳梗塞になり、そのあと介護が必要になれば、70歳が健康寿命となります。

日本では医療機関の普及などもあり、重い病気を患っても一命をとりとめ、通院治療やリハビリや介護を受けながら寿命を全うする人が多いのですが、そのことによって平均寿命と健康寿命の差が大きくなっています。

日本人の健康寿命は男性で70・42歳、女性で73・62歳（２０１０年の統計　厚生労働省）となっているので、平均寿命と健康寿命の間には、男性で約10年、女性で約13年の大きな差があります。極端に言えば、この年月は何らかの病気を患ったまま過ごさなければならない、ということになります。

この差を縮めて、高齢でもできるだけ長く健康な生活を送れるようにとの考えから、血管の病気に対しての国の取り組みが始まり、その対策の一つとしてオメガ3脂肪酸の摂取推奨値が決められたのです（72ページ参照）。

オメガ3脂肪酸の有効性は、それだけ切実なものとして期待されているのです。

オメガ3脂肪酸（α-リノレン酸）たっぷりのえごま油を摂取することで、健康で自立した生活のできる健康寿命を延ばしましょう。

2章

「あぶら」は多すぎても少なすぎてもダメ

胃がもたれても脂質の吸収は小腸から

食事でとった脂質は、どのようにして消化・吸収され、最後に排出されるのでしょうか。その経路をたどってみましょう。

よく油っぽいものを食べ過ぎると「胃がもたれる」と言います。こうした表現があるように、脂質は胃で消化されると思われがちですが、実は胃では分解されません。吸収もされません。唾液で分解される糖質（炭水化物）や、胃で分解されるタンパク質と異なり、脂質は胃に続く小腸（十二指腸〜回腸）で、膵臓から分泌されるリパーゼという消化酵素の働きで、脂肪酸とグリセリンに分解され、腸壁から吸収されるのです。

赤ちゃんはリパーゼの働きが弱いので脂質が十分分解されず、そのまま排出されます。赤ちゃんの便がときに白いのは、分解されていない脂質の色なのです。ただし、消化・吸収される時間は速く、胃を出たたんぱく質や糖類が約2時間かかるのに、脂質は約30分で吸収されます。

油っぽいものを食べ過ぎると胃がもたれる感じがするのは、脂質が胃壁に付着したり、胃液に浮いたりして、腸に移動せずに胃に長く止まっているせいです。

一部はエネルギーとしてすぐ使われ、一部は「体脂肪」として蓄えられる

小腸から吸収された脂質が、どのようにして体内に運ばれるかは、脂質の主要な成分である脂肪酸の種類によって異なります。

脂肪酸は炭素と水素と酸素の化合物です。いくつもつながっている炭素を「鎖」にみたてて、炭素の数が13個以上のものを長鎖脂肪酸、12～8個のものを中鎖脂肪酸と分類します(下図参照)。

長鎖脂肪酸は、小腸の腸壁から吸収されたあと再びグリセリンと結びついて中性脂肪となり、タンパク質と結びついてリンパ管に入り、さらに血管に入って全身に運ばれます。そして筋肉や皮下などの脂肪組織に取り込まれ、体脂肪として蓄積されます。

● 図2 ● 連なる炭素の数による分類

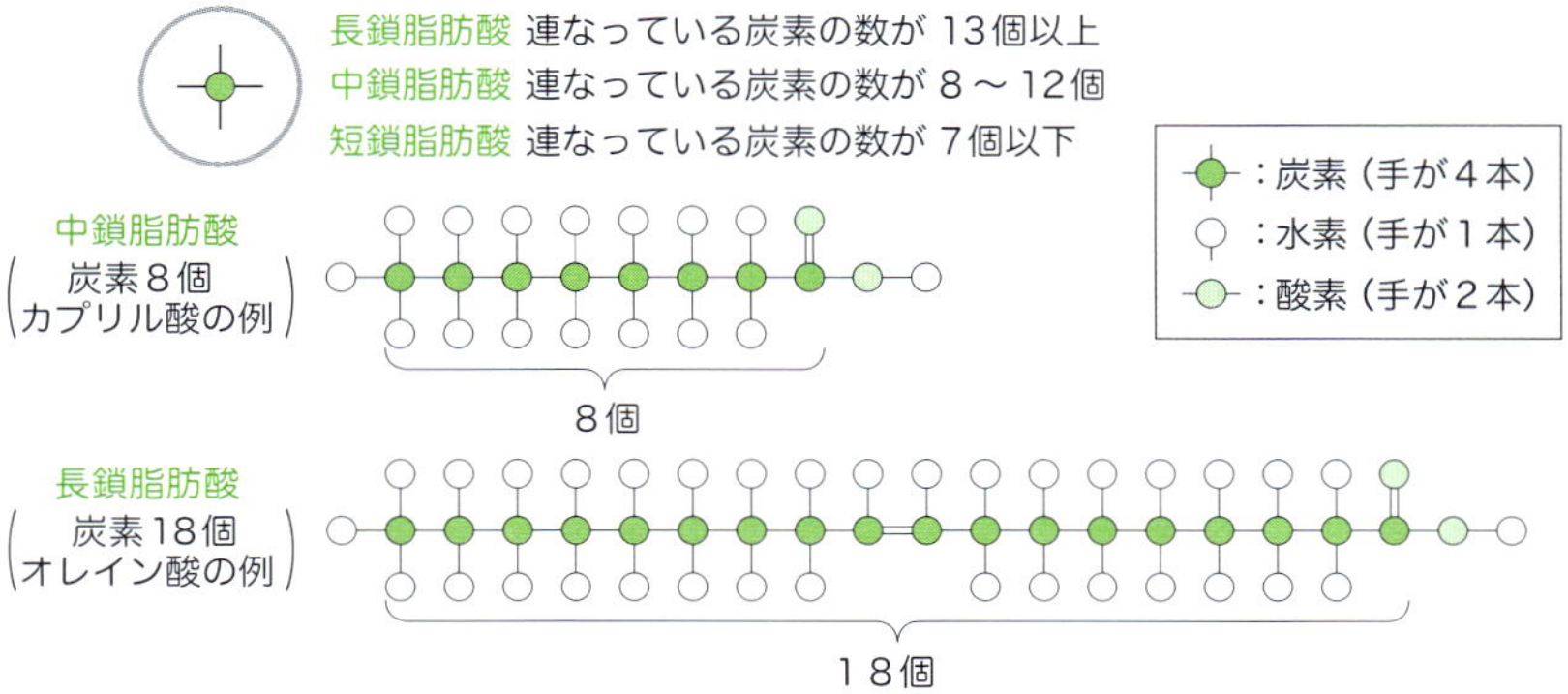

中鎖脂肪酸は血管に入ったあと長鎖脂肪酸のように中性脂肪になることなく、そのまま肝臓に運ばれ、すぐにエネルギーとして利用されます。体内には蓄積されにくいものなのです。

炭素の個数が7個以下のものは短鎖脂肪酸と呼ばれ、食事からではなく、主に大腸で腸内細菌の働きにより食物繊維が発酵することでつくられます。

脂質は9回変化してエネルギーとして使われる

体の構成成分として使われる以外の脂質は、体内で酸素と結びついて、連続的な化学反応を起こしていくつもの物質に変化しながらエネルギーをつくり出します。この過程をTCAサイクル

● 図3 ● TCAサイクルの流れ

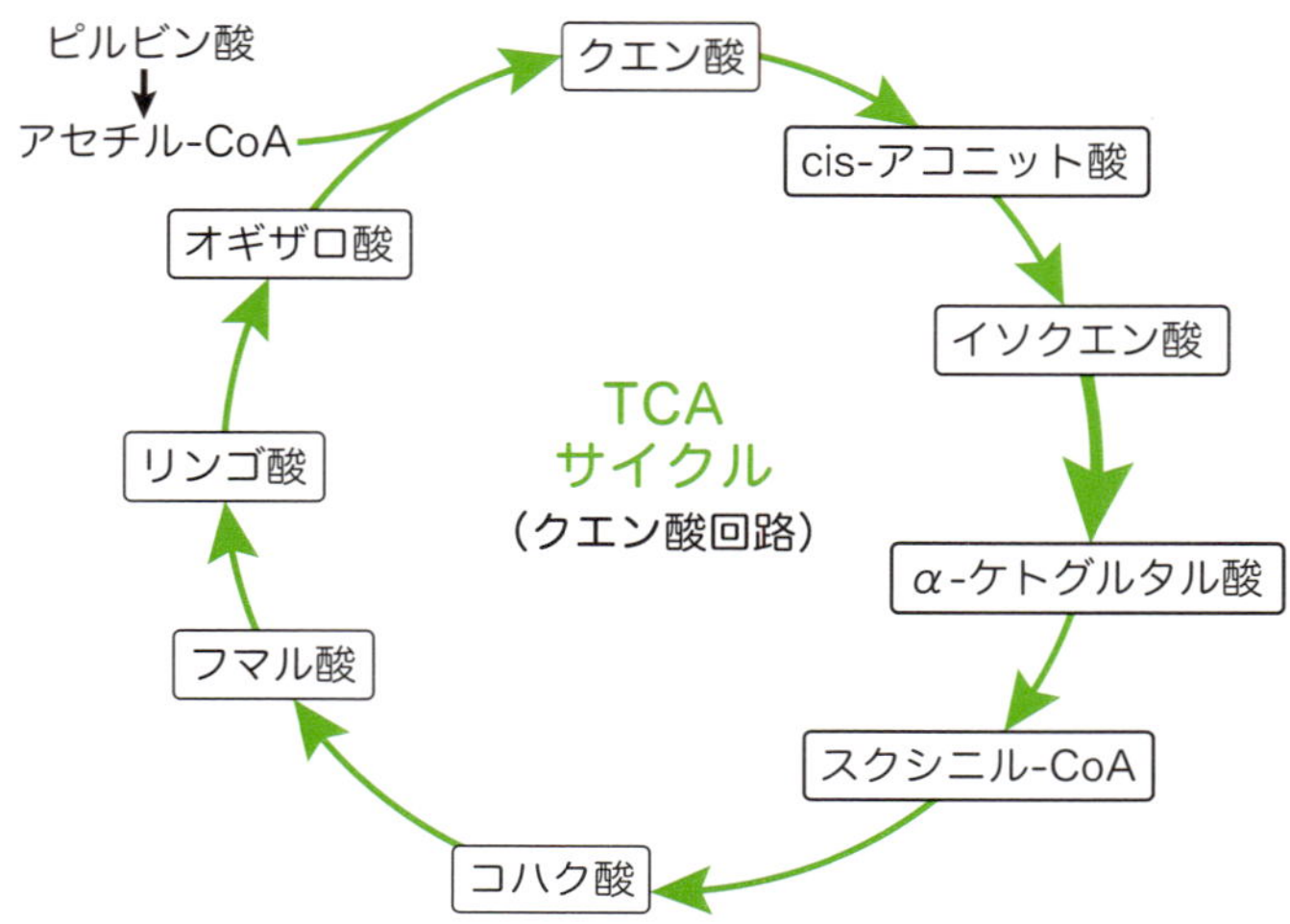

(Tricarboxylic Acid Cycle：クエン酸回路）と言います。

TCAサイクルは、食事で摂取した糖質、タンパク質、脂質が、それぞれブドウ糖、アミノ酸、脂肪酸・グリセリンに分解されて細胞内に入り、アセチルCoAという物質に変化したあと9回もさまざまな物質に変化しながらエネルギーを発生していきます。

TCAサイクルの最後には、脂質は8割以上が二酸化炭素に、残りが水になります。二酸化炭素は呼吸によって口や鼻から体外に排出され、水は尿や汗や呼吸によっても排出されます。

不可欠だが過剰摂取は避けたい栄養素

体内に運ばれた脂質の働きは二つあります。

一つは体のエネルギー源となることです。

糖質も同じようにエネルギー源となりますが、1グラムあたりのエネルギーは糖質が4キロカロリーなのに対し、脂質は9キロカロリーですから、効率のよいエネルギー源と言えます。

必要以上の脂質は中性脂肪の形で蓄えられ、必要に応じてエネルギー源と

＊アセチルCoA（アセチルコエー）
活動に必要なエネルギーをつくり出すもととなる物質で、三大栄養素からつくられます。細胞内で連続的に変化することでエネルギーが発生します。

して使われます。

もう一つの働きは体をつくる成分となることです。脂質は、タンパク質や糖質とともにコレステロールの材料となります。ちなみに体内にコレステロールが不足すると、肝臓でコレステロールがつくられます。

コレステロールは、全身の細胞の細胞膜の成分となって、細胞の強度を保つほか、脳内の神経細胞に含まれ、脳の働きを支えます。

コレステロールと同じように細胞膜を構成するリン脂質も、細胞膜の働きを正常に保ちます。

体のエネルギー源、あるいは細胞膜の生成に不可欠な脂質ですが、過剰摂取は体に悪影響を及ぼします。中性脂肪の過剰は肥満をもたらし、コレステロールの過剰は動脈硬化を招きます。逆に、不足することでも害があります。中性脂肪不足になれば普通の生活を支えるだけのエネルギーが得られなくなりますし、コレ

● 図4 ● 脂質のはたらき

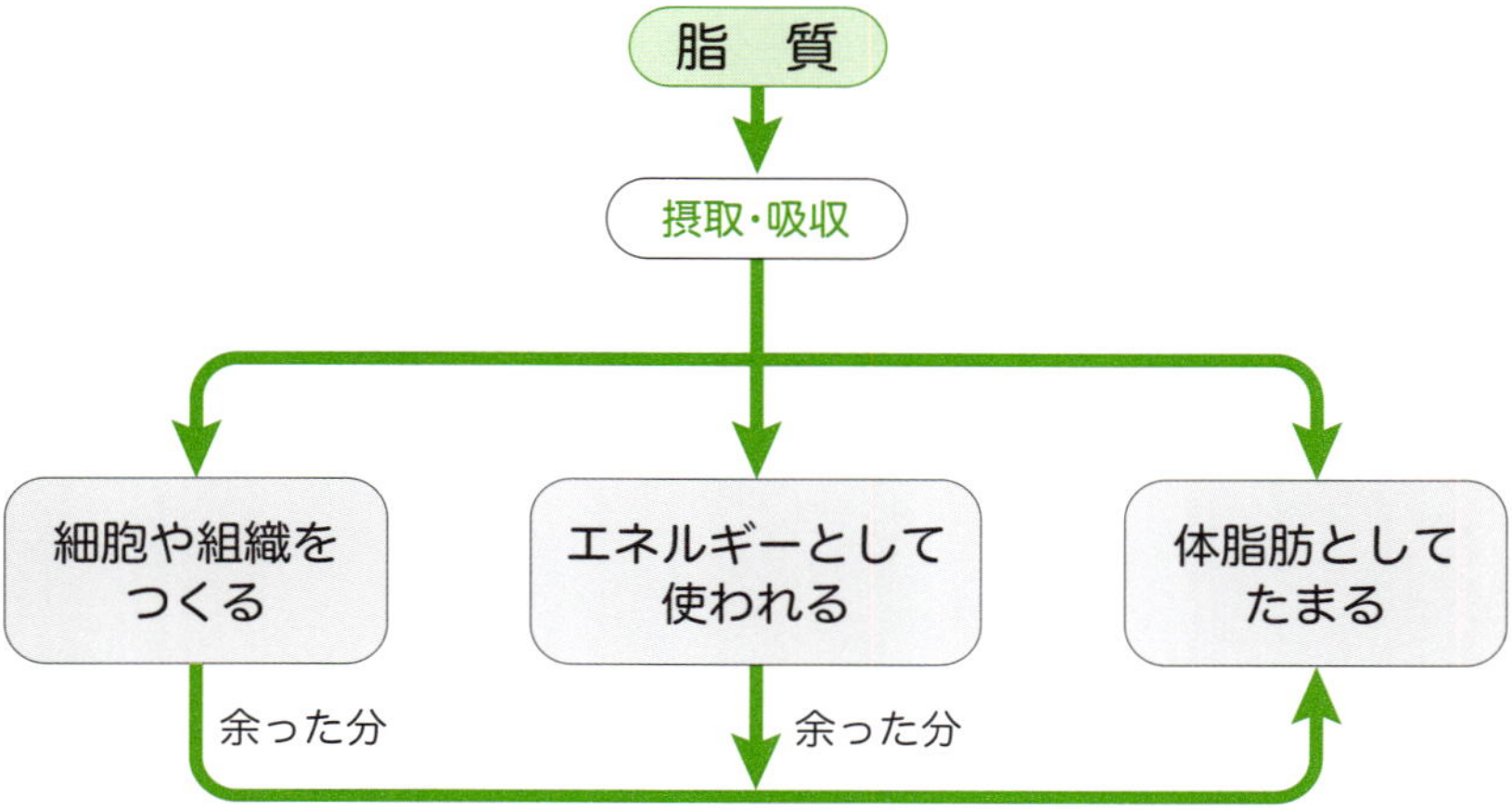

ステロールやリン脂質が不足すれば、細胞の働きが悪くなって、さまざまな病気を起こすことになります。

「善玉」が多すぎても「悪玉」が少なすぎても問題

コレステロールは、脂質の中でも特に健康への影響から関心が持たれる化合物です。「善玉コレステロール」「悪玉コレステロール」という分け方も当たり前のようになっています。

誤解されている人もいるようなので、少しくわしくお話ししましょう。

善玉コレステロール、悪玉コレステロールと呼ばれるのは、正確に言えば、それぞれHDLコレステロール、LDLコレステロールです。

HDLはHigh Density Lipoprotein（高密度リポタンパク質）の頭文字、LDLはLow Density Lipoprotein（低密度リポタンパク質）の頭文字です。

このリポタンパク質というのは、血液の流れに乗って移動する運搬車のようなものと考えてください。コレステロールは油ですから、いろいろな臓器や組織にベタベタとくっついてしまいます。そのコレステロールを遠くに運ぶ運搬車としてリポタンパク質が必要なのです。その密度（density）によって高い(high)ものと、低い(low)ものに大別されます。

ＨＤＬとＬＤＬは密度が違うばかりでなく、その働きにも違いがあります。

ＨＤＬは血管壁や末端の組織にある余分なコレステロールを積み込んで肝臓に運ぶ回収車のようなものです。これに対して、ＬＤＬは肝臓からコレステロールを血管壁や末端の組織に運ぶ配給車のようなものです。回収車で肝臓に運ばれるのがＨＤＬコレステロール、配給車で組織に運ばれるのがＬＤＬコレステロール、ということになります。

ＬＤＬコレステロールが多いことは、血管壁や末端の組織に配給されるコレステロールが多く、それらにたまる量が増えることになります。その結果、動脈硬化や高血圧などを招くことになります。

一方、ＨＤＬコレステロールが多いことは、血管壁や組織にある余分なコレステロールが回収されて肝臓にもどる量が多いことを示しています。それが動脈硬化や高血圧などを予防、改善することにつながります。

どちらも体にとっては必要な脂質ですから、悪玉だからといってＬＤＬコレステロールが少なければ少ないほどいい、ということにはなりません。ＨＤＬコレステロールは多いほどいい、というのも間違いです。

重要なのは、両者の適正なバランスということになります。

3章

からだに良い「あぶら」
悪い「あぶら」

からだに「良い」「悪い」を化学の目で見る

「あぶら」には、いろいろな種類があります。分類の仕方にもいくつかの方法があります。常温で液体のものを「油」、固体のものを「脂」と大別するというのはお話したとおりです。それぞれに対応して植物性脂肪、動物性脂肪という言い方もあります。

ふだんの暮らしでは、ほとんどの人が食用油を原材料によって区別しています。菜種油、ごま油、オリーブ油、大豆油などです。複数の種類の油を混ぜ合わせた植物油、サラダ油という呼び名もあります。さらに用途によって、天ぷら油、揚げ油などと区別することもあります。

油脂の体内での働きや健康への影響を考える際には、化学的な面から区別することが役に立ちます。化学式など高校時代に習ったことが出てきます。できるだけわかりやすく説明しますので、しばらくおつき合いください。

油脂は、グリセリンという物質に脂肪酸という物質が結合したものですが、2章でお話ししたように、消化されるときにはグリセリンと脂肪酸に分解され吸収されます。

グリセリンはアルコールの一種で炭素（原子記号はC）と水素（H）と酸素（O）でてき

ていて水に溶けます。脂肪酸も同じく炭素と水素と酸素とでできていますが水には溶けません。一つのグリセリンと結合する脂肪酸は最大で3個です。脂肪酸が1個だけ結合したものをモノグリセリド、2個のものをジグリセリド、3個のものをトリグリセリドと言います。

食物の含まれる脂質や体内に貯えられる脂肪（中性脂肪）の大部分はトリグリセリドです。

脂肪酸には飽和脂肪酸と不飽和脂肪酸がある

脂質の働きに焦点を当てると、重要なのは脂肪酸です。脂肪酸は、化学的な組成の違いによって、「飽和脂肪酸」と「不飽和脂肪酸」とに大別されます。

言葉の意味から想像がつくように、飽和脂肪酸は「他のものが付け加わる余地がない」もの、不飽和脂肪酸は

● 図5 ● トリグリセリド（中性脂肪）の構造式

1つのグリセリンに
3つの脂肪酸が結合
したトリグリセリド

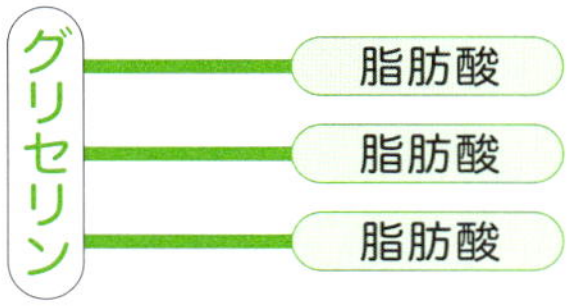

グリセリンと脂肪酸が結合して中性脂肪になる

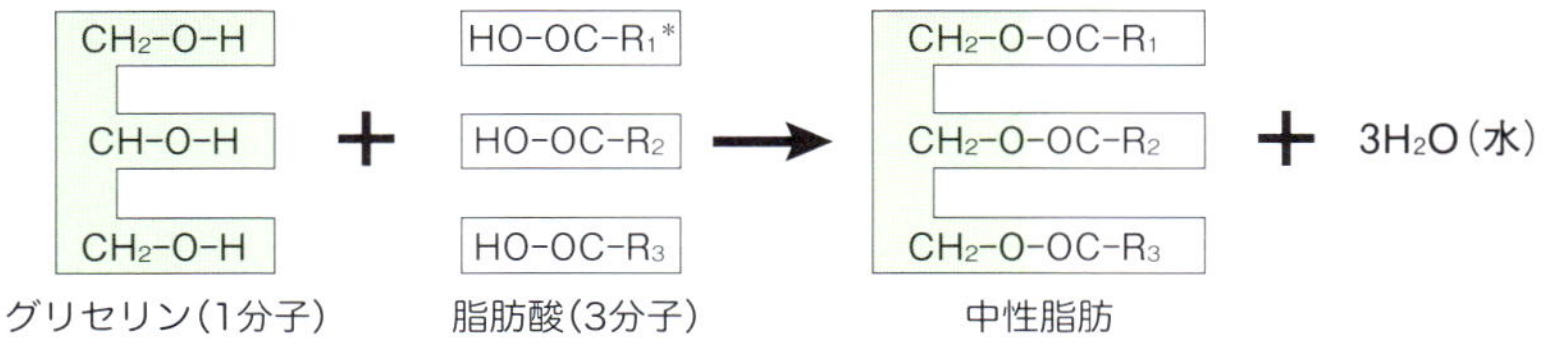

＊R1・R2・R3は炭素と水素の化合物で、脂肪酸の種類によって異なる

「付け加わる余地のある」ものです。

脂肪酸は炭素と水素と酸素でできていると述べましたが、それぞれの原子は他の原子と結びつく手を持っています。炭素は4本、水素は1本、酸素は2本です（次ページ図参照）。脂肪酸は多くの炭素が1本の線状につながっていて、それぞれに水素が2個結合し、一方の端の炭素には水素3個が結合し、他方の端の炭素には酸素2個と水素1個が結合しています。脂肪酸の性質は、この炭素の結合の仕方によって異なるのです。

左図の上部にある脂肪酸は、隣り合った炭素同士が互いの手を出し合って結合し、残り2本の手は水素との結合に使われます。2個の水素と結合した炭素が余さずすべてきれいにつながって余った手がないと見ることもできます。このような結合状態を「飽和」と呼び、こうした構造をしている脂肪酸を飽和脂肪酸と呼ぶのです。

一方、図の下部にある脂肪酸は、左端から9番めの炭素と10番めの炭素の結合の仕方が他と異なっています。

隣り合っている炭素が、互いに2本の手を使って結合しています。そのため水素との結合は1個ずつです。この結合を二重結合といい、二重結合がある状態を「不飽和」と呼びます。そしてこうした構造の脂肪酸を不飽和脂肪酸と呼ぶのです。

● 図6 ● 飽和脂肪酸と不飽和脂肪酸の違い

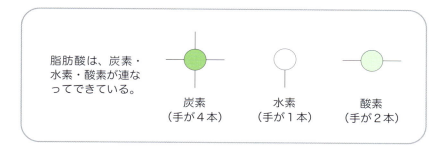

脂肪酸は、炭素・水素・酸素が連なってできている。

飽和脂肪酸

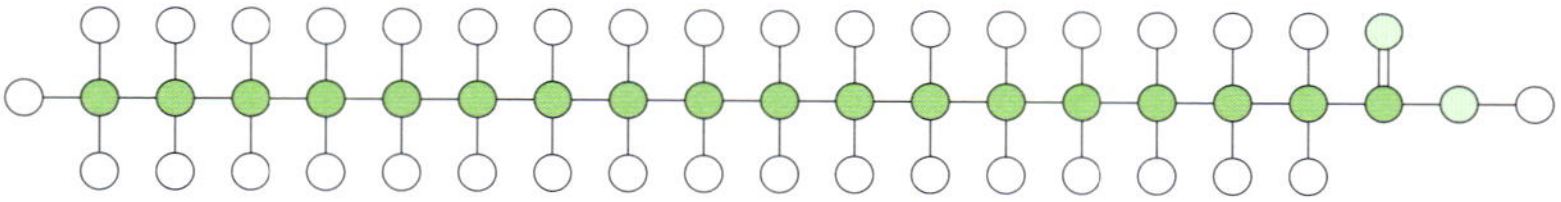

右端を除き、すべての炭素が水素と結合している。

不飽和脂肪酸（一価：下図はオメガ９のオレイン酸の構造）

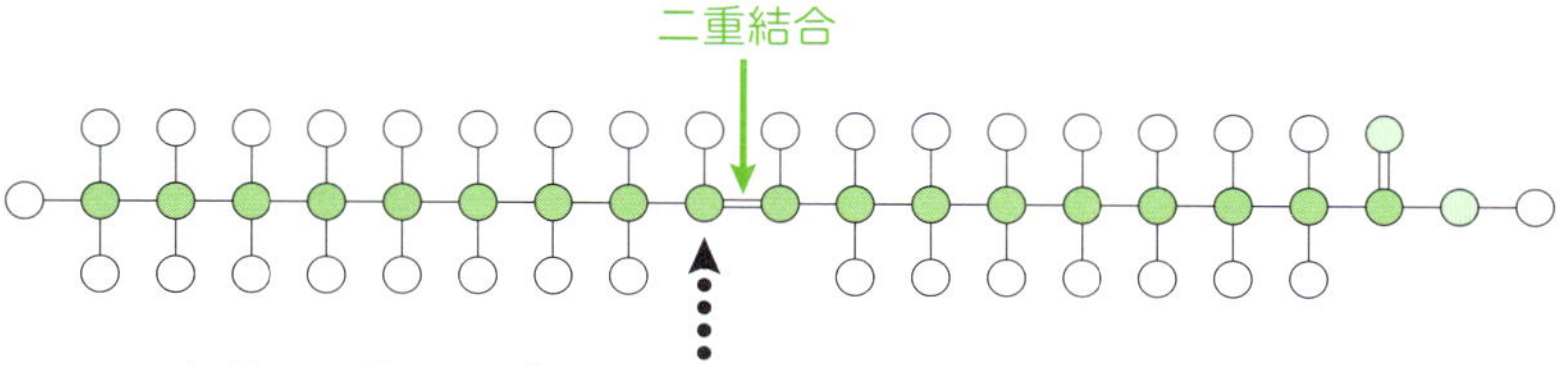

左端から数えて「９番目」の炭素が最初に二重結合。

２つの炭素が水素を失い、炭素同士で二重結合している部分が「１カ所」ある。

飽和脂肪酸と不飽和脂肪酸の違い

少し面倒な化学式が続きますが、もう少し我慢してください。

さて、炭素同士の二重結合があるかどうかで、脂肪酸の性質や働きに違いができます。飽和している状態は、いわば「満たされている」ので、他の物質と反応する余地がない、ことを意味します。逆に、不飽和、つまり「飽和していない」ということは、他の物質と反応する余地があり、他の物質が割り込みやすいことになります。

飽和脂肪酸は安定しているが、不飽和脂肪酸は不安定であるとも言えます。この違いは、たとえば、その脂質の酸化されやすさにも関係します。

飽和脂肪酸は酸素と反応しにくいので酸化されにくく、不飽和脂肪酸は酸素と反応しやすいので酸化されやすいことになります。

飽和脂肪酸を多く含む脂質が溶けるには高い温度が必要で（融点が高い）、常温では溶けずに固体を保ちます。油脂のうちの「脂」が、このような脂質です。

不飽和脂肪酸は比較的低い温度で溶けて（融点が低い）液体になります。油脂のうちの「油」がこのような脂質です。人間の体温は35～37度ですから、飽和脂肪酸は固体で、不飽和脂肪酸は液体になっています。

ただし、よく動物性油脂＝飽和脂肪酸、植物性油脂＝不飽和脂肪酸と記される場合もありますが、動物性油脂でも魚のように不飽和脂肪酸が多かったり、植物性油脂でもパーム油やココナッツ油のように飽和脂肪酸が多いものもあり、この表現はあまり適正ではありません。

マーガリンに使われるトランス脂肪酸の危険性をＷＨＯが勧告

最近、体によくない脂質としてトランス脂肪酸が話題になっています。

トランス脂肪酸は、もともと不飽和脂肪酸なのですが、人工的に水素を添加してつくられた特殊な脂肪酸です。

化学的に見ると、その違いがよくわかります。他の不飽和脂肪酸で二重結合を構成する炭素に結合する水素は二つとも同じ側についていますが、トランス脂肪酸では一つが反対側につい

● 図7 ● トランス脂肪酸の構造式

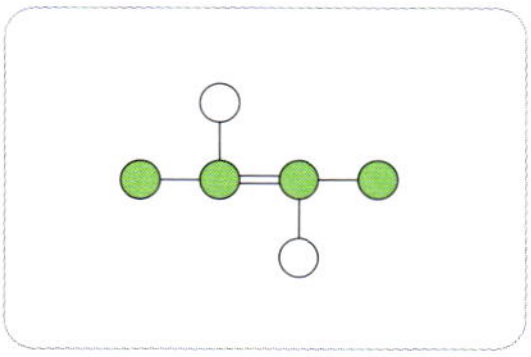

二重結合している炭素の上下反対側（trans）に水素が結合している。

（参考）

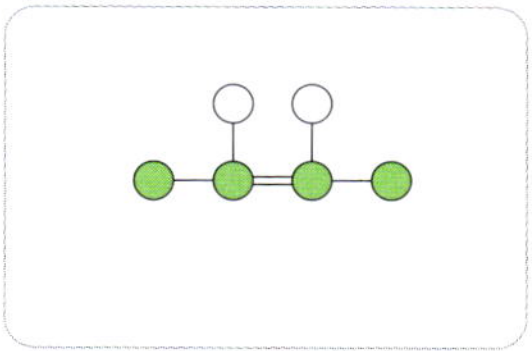

通常の脂肪酸はシス型。（シスはcis。「こちら側」「同じ側」の接頭語）

ているのです（前ページ図参照）。ちなみにトランスとは「反対側の」という意味です。

トランス脂肪酸はマーガリンやコーヒー用のクリーム、ビスケットやパンに加えるショートニングなどに使われますが、ＬＤＬコレステロールを増やしたり、動脈硬化や心臓病を引き起こすことがわかり、危険な脂肪酸として規制されるようになりました。

世界保健機構（ＷＨＯ）では摂取量を抑えるよう勧告を出していますし、米国では食品への添加を禁止する動きもあります。日本では摂取量が少ないことから、現在のところ特別な規制はされていません（２０１５年10月現在）。

健康によいのは不飽和脂肪酸

不飽和脂肪酸は、炭素原子の二重結合を含んでいる脂肪酸の総称です。

炭素の原子の連なりのうち、どの位置に最初の二重結合があるかによって、さらに細かく分類されます。

左端からかぞえて3番めに初めて二重結合があるものを「オメガ3脂肪酸」、6番めにあるのを「オメガ6脂肪酸」、9番めにあるのを「オメガ9脂肪酸」と区別します（次ページ図参照。オメガ9脂肪酸は29ページのオレイン酸参照）。

二重結合の数も違っていて、オメガ3脂肪酸は3個以上、オメガ6脂肪酸は2個以上、オメガ9脂肪酸は1個だけです（ただし例外もあります）。この点に着目して、二重結合が1個だけのものを「一価脂肪酸」、2個以上あるものを「多価脂肪酸」と呼ぶこともあります。

健康によいなどの理由でよく話題にのぼるのは、ほとんどが不飽和脂肪酸です。よく知られている脂質をあてはめると、次のようになります。

・オリーブ油に多く含まれているオレイン酸……オメガ9脂肪酸
・健康によいとされるリノール酸、γ《ガンマ》-リノレン酸……オメガ6脂肪酸
・注目されているα-リノレン酸、魚に豊

● 図8 ● 多価不飽和脂肪酸の構造式
（上がオメガ3脂肪酸のα-リノレン酸、下がオメガ6脂肪酸のリノール酸）

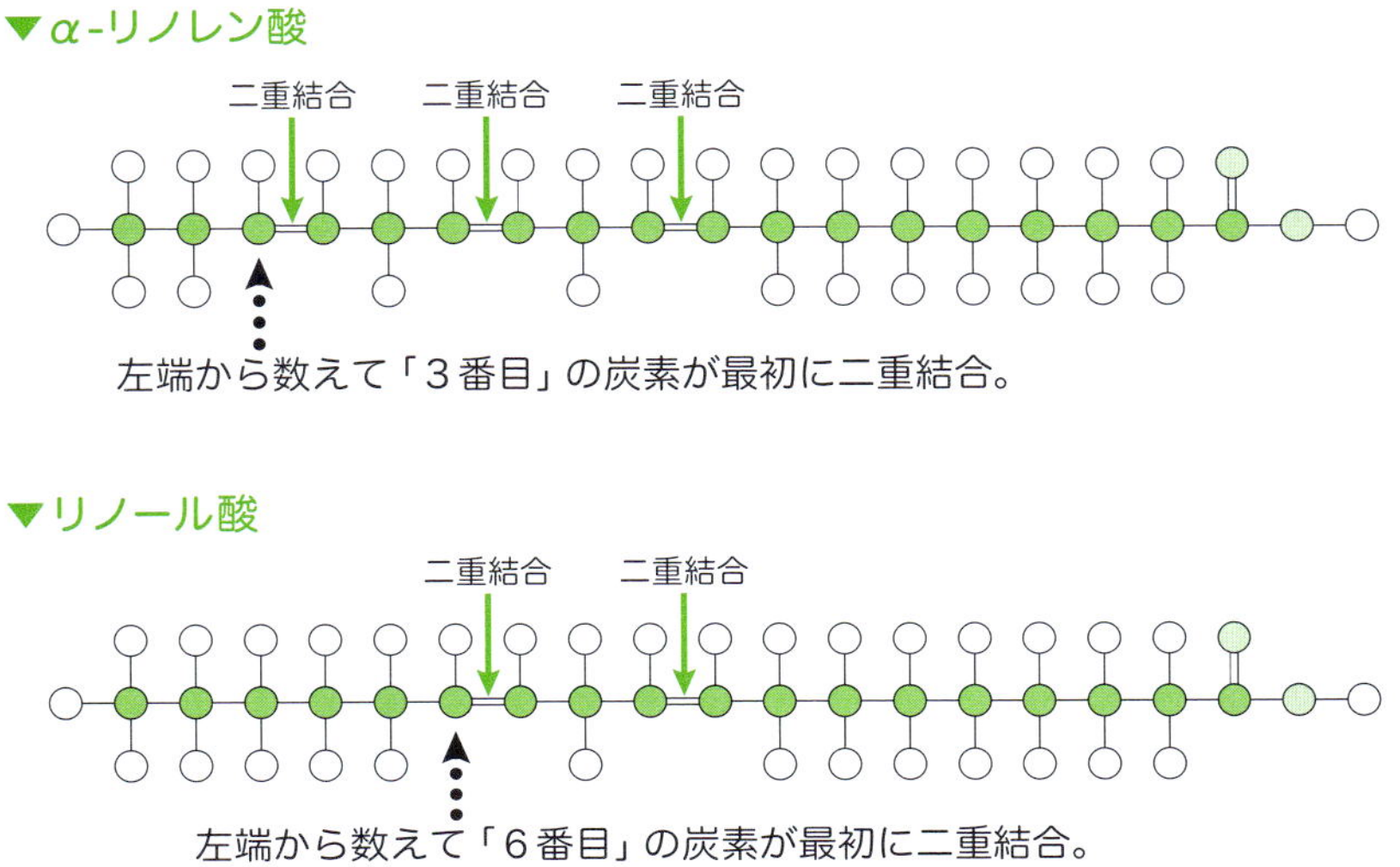

富なEPA（エイコサペンタエン酸）やDHA（ドコサヘキサエン酸）……オメガ3脂肪酸

・γ《ガンマ》－リノレン酸・

リノール酸と同じオメガ6系に分類される不飽和脂肪酸です。「ビタミンF」とも呼ばれ、血圧や血糖値を下げたり、皮膚の炎症を抑えたりする効果が知られています。麻の実油や月見草油に豊富に含まれています。

COLUMN

● 図9 ● 脂質の大まかな分類図

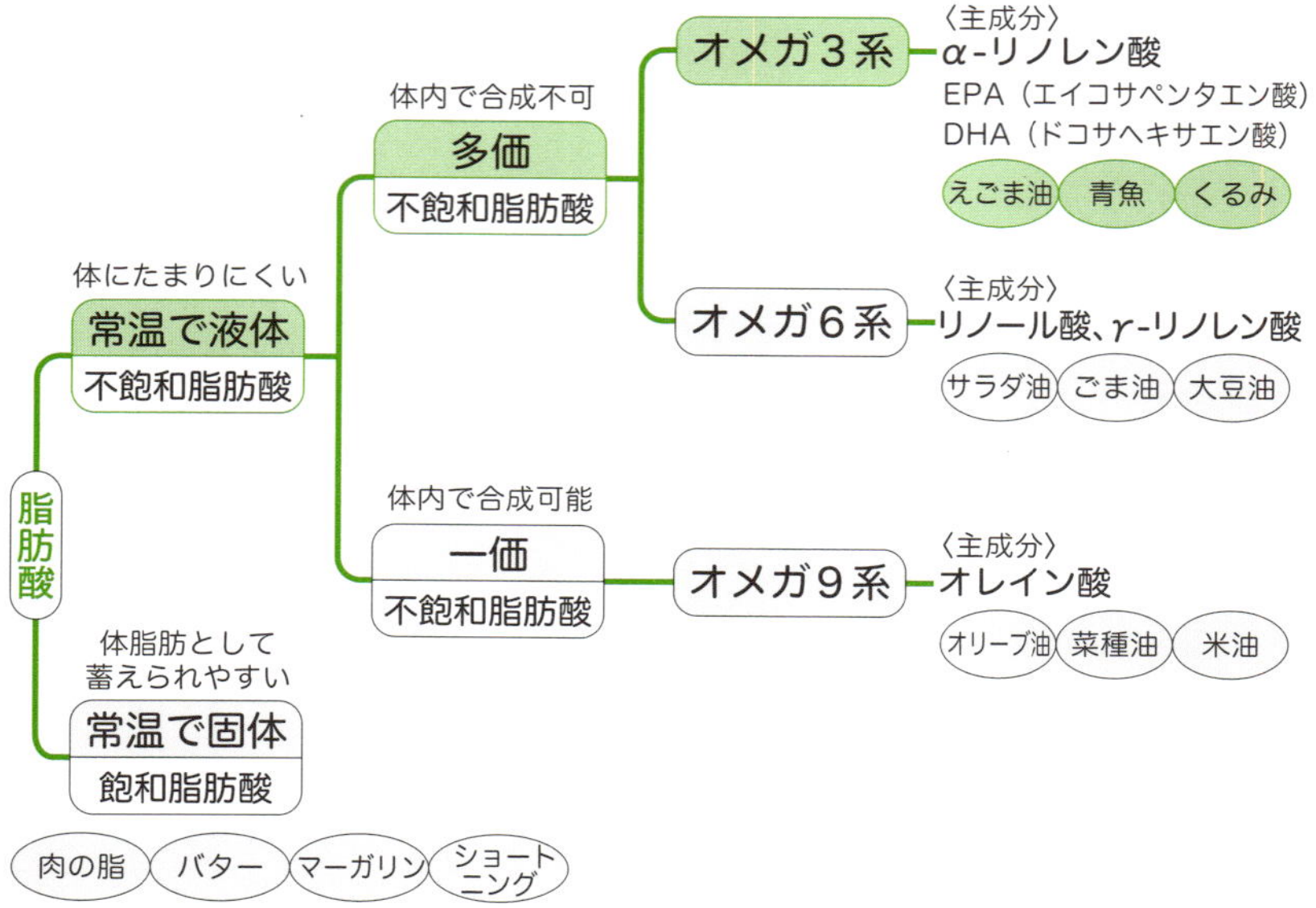

不飽和脂肪酸でつくられた血管壁はなぜ柔軟なのか

体に良い脂質は何か、逆に悪い脂質は何か――。これはいままで述べた「脂質は種類によって化学的な構造が異なり、それによって体内での働きが異なる」ことと関係しています。

私たちの体は大人の場合、約60兆個もの細胞でつくられています。細胞は、外側を包む細胞膜が輪郭をつくり、内部（細胞質）の形を保持しています。この細胞膜はリン脂質（の分子）が二重に並ぶ構造（脂質二重層）により、形状を維持できるようになっています。

細胞膜の脂質はリン脂質と呼ば

・脂質二重層・

リン脂質は“リン酸”と“油（脂質）”から出来ています。リン酸は水に溶けやすく、油（脂質）は水に溶けません。この性質から水に溶ける部分（リン酸側）を外側に向け、水に溶けない部分（油側）を内側に向けて、きれいな層を作ります。これが脂質二重層です。しかし、これはシャボン玉のようなもので非常に脆く壊れやすいものです。これを補強するのが、コレステロールや脂肪酸です。

COLUMN

れるもので、その主成分は脂肪酸です。そこで、どのような種類の脂肪酸が多いかによって細胞膜の固さに差が出てくるのです。

たとえば、飽和脂肪酸と不飽和脂肪酸との違いを見てみましょう。

飽和脂肪酸は、化学的な構造から1本の固い棒のようなものですから、この脂肪酸が多いほどしっかりした固い膜になります。

不飽和脂肪酸は、飽和脂肪酸と固さは同じですが、折れ曲がる部分を持つ（次ページ図参照）棒のようなものです。一見、固さに問題があるように思えますが、何かの力を受けたとき、折れ曲がる部分があるというのは、圧力を吸収できることにつながります。

乗用車の構造は、昔はとにかく頑丈につくることが乗客の安全を守ることだと考えられていました。ところが最近は、乗客の周囲こそ丈夫なものの、その他は圧力がかかると潰れる構造になっています。潰れながら圧力を吸収するのです。不飽和脂肪酸もこれと同じで、言い換えれば柔軟でしなやかな構造と言えます。

血管の細胞を例に考えます。

血管壁が飽和脂肪酸の多い固い細胞膜でできていると、血圧が高くなったとき、血液の圧力をまともに受け止めることになります。固い膜なのである程度は持ちこたえますが、それ以上の圧力が加わると、血管壁が破裂する危険性が出てきます。

●図10● 不飽和脂肪酸の血管壁が柔軟な理由

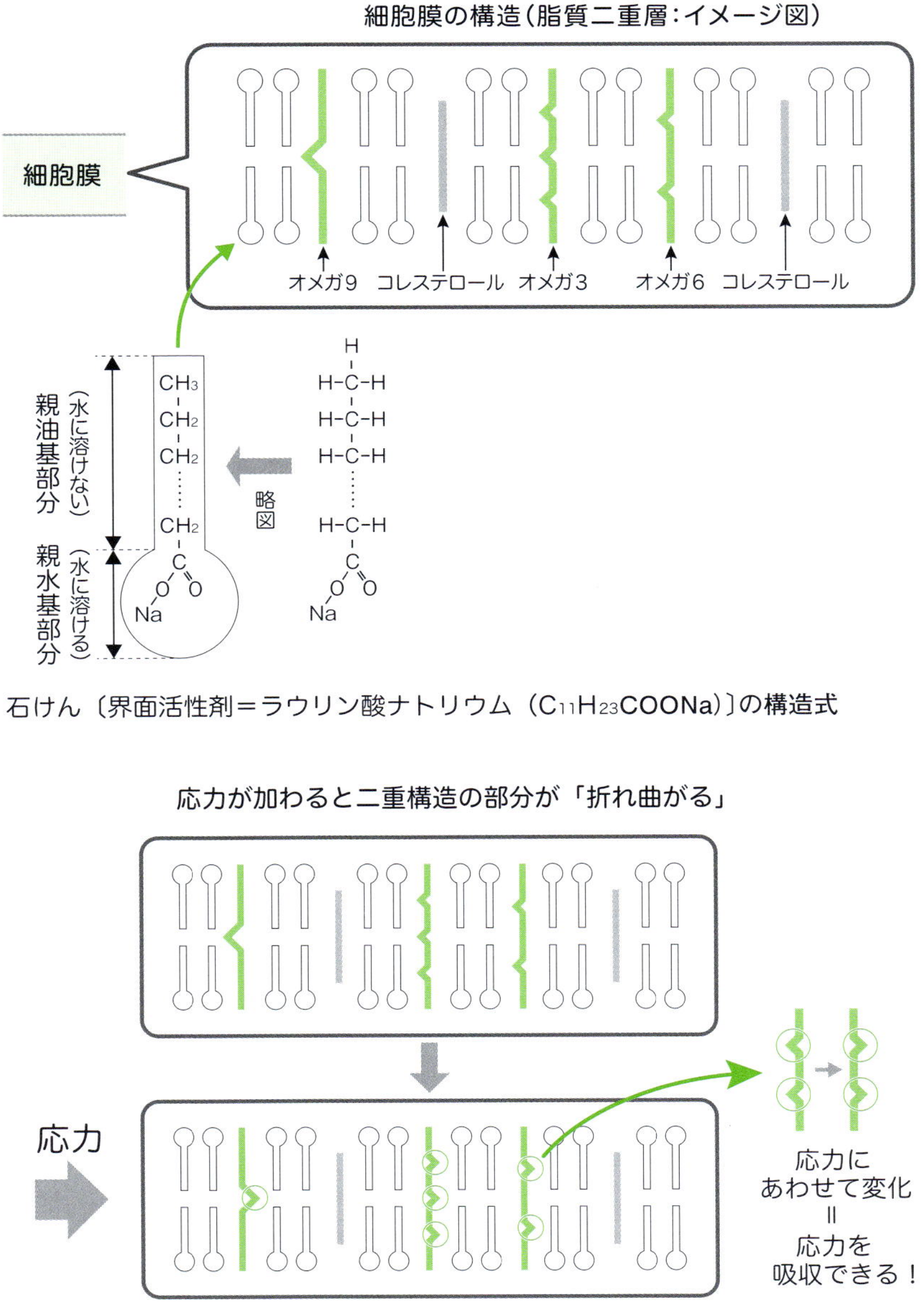

一方、不飽和脂肪酸の多い細胞膜は、圧力を受けると部分的に折れ曲がることで血管を一時的に太くでき、それだけ血管壁への圧力を和らげます。血圧は下がります。その分、血管壁が破裂する危険性は低くなるのです。

血管をしなやかにし、血流を詰まらせないという点では、不飽和脂肪酸は飽和脂肪酸よりも優れている、ということが言えます。

このことが、あとでお話しする、不飽和脂肪酸を摂取することが健康に好影響を与える最大の理由です。

しなやかさの秘密は二重結合にある

同じ不飽和脂肪酸でも、オメガ9、オメガ6、オメガ3にはしなやかさに差があります。先に述べた「折れ曲がる部分を持つ」というのは炭素原子が二重結合になっている部分のことです。

二重結合の数は、オメガ9脂肪酸が1個、オメガ6脂肪酸が2個以上、オメガ3脂肪酸が3個以上です。数が多いほど折れ曲がる箇所が多いので、それだけ柔軟性も高いことになります。

つまりオメガ3脂肪酸が多く含まれる細胞膜ほど、しなやかで強くなります。血管壁についていえば、突然の圧力がかかっても血管が広がることができます。

ただし、同じ折れ曲がりを持つ脂質でもトランス脂肪酸は特殊で、力が加わっても柔軟性がありません。二重結合になっていないからです。血管壁でいえば、望ましくない状態になります。

体内ではつくり出せない必須脂肪酸

これまでは脂肪酸の化学的な組成からいろいろな種類を分類しましたが、そもそも脂肪酸には、体内でつくられるものと、つくることができないものがあります。

短鎖飽和脂肪酸がつくられるのは大腸です。消化されにくい食物繊維や糖分(オリゴ糖)などが、腸内細菌の働きで発酵することによってつくられます。

また、オメガ9脂肪酸も、肝臓で飽和脂肪酸から生成されます。

つまり、飽和脂肪酸とオメガ9脂肪酸は、たとえ食事による供給が不十分だとしても、私たちの体内でつくり出すことができるので不足することがありません。

これに対して、同じ不飽和脂肪酸でもオメガ6脂肪酸、オメガ3脂肪酸は、体内でつくり出すことができません。外部から、つまり食事から摂取する必要があります。このような脂肪酸を「必須脂肪酸」と呼びます。

過不足がないか食用油のチェックを

脂質はタンパク質や糖質と並ぶ三大栄養素の一つです。適正な摂取が健康維持の条件になります。とくにオメガ3脂肪酸とオメガ6脂肪酸は体内でつくられない必須脂肪酸なので、意識的に摂取する必要があります。

脂肪酸は種類によって体内での働きが異なるため、特定の脂肪酸を過剰にとったり、逆に極端に制限すると健康に悪影響が出ることもわかっています。それぞれの脂肪酸の特徴を踏まえ、バランスよくとることが基本です。

食用油は、それぞれの製品が1種類の脂肪酸でできているわけではありません。どの脂肪酸を多く摂っているのか、逆に、ほとんど摂っていない脂肪酸は何か、一度、チェックしてみることをお勧めします（次ページ図参照）。

たとえば、日本でもっとも売れているキャノーラ油（菜種油）は、6割以上がオレイン酸（オメガ9脂肪酸）で、リノール酸（オメガ6脂肪酸）は1割強、α-リノレン酸（オメガ3脂肪酸）は1割未満です。

人気のあるオリーブ油はもっと極端で、75%がオレイン酸、リノール酸は7%と少なく、α-リノレン酸にいたっては1%に届かないほどの微量です。

オリーブ油だけを使い続けていると、気づかないままオレイン酸が過剰に、α-リノレン酸が不足気味なります。脂質摂取のバランスが崩れ、健康を損ねる恐れが出てきます。

食用油以外の食品にも気を遣う

脂質が含まれているのは食用油だけではありません。一般の食品にも含まれていま

●図11● 食用油の脂肪酸組成

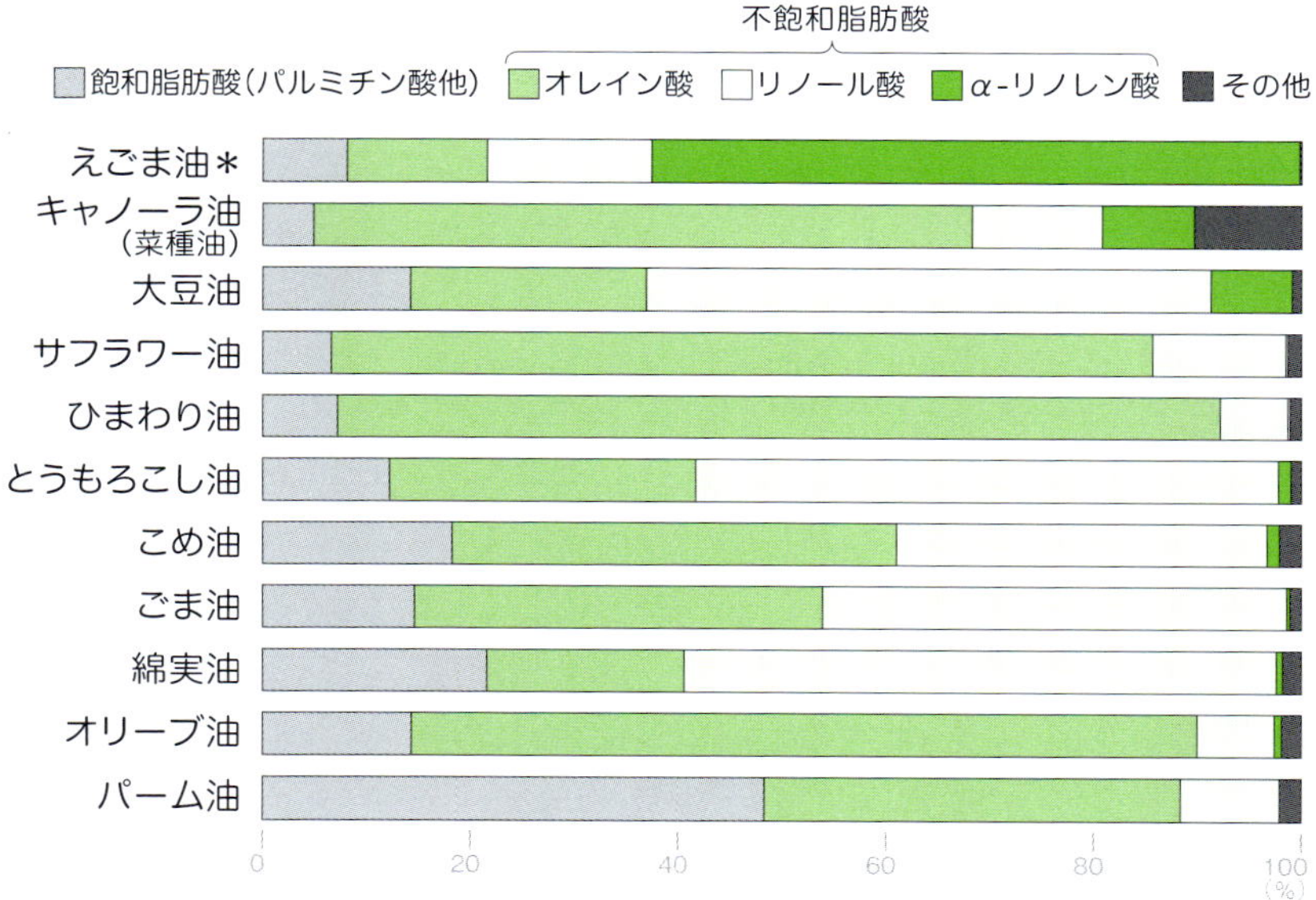

（公益財団法人日本油脂検査協会の資料などより作成）
（＊日清オイリオのサイトより引用）

す（次ページ図参照）。

肉類や牛乳、マーガリン、ドレッシングなどはわかりやすいですが、たとえば、食パンにはショートニングやマーガリンが使われますし、アイスクリームにも脂質が含まれます。フワッと柔らかな触感をつくり出すことが目的です。

かぼちゃなどの野菜や白米、玄米にも脂質は含まれていますし、味噌には大豆の油脂が含まれています。

食用油は見れば脂質とわかりますが、食品自体に含まれているもの、加工食品の材料として使われているものは、「見えない脂質」「見えにくい脂質」です。

それらを摂取することで、いつの間にか脂質過剰になったり、特定の脂肪酸に偏ったりしているかもしれません。

加工食品の脂質は原材料を表示したラベルなどでわかります。「植物油脂」「植物性脂肪」「ラード」「マーガリン」などといった記載をチェックしましょう。

血液検査　脂肪関連数値の読み方

健康診断では血液検査が必ず行われます。検査項目には脂質に関するものが４つあり、

郵　便　は　が　き

おそれいり
ますが52円
切手をおは
り願います

1 6 2 − 0 8 4 3

東京都新宿区市谷田町2-23
第2三幸ビル2F

株式会社 **アーク出版** 行

書名　しなやか血管とサラサラ血液はえごま油でつくる!

●この本の出版を何でお知りになりましたか。
□新聞（新聞名　　　　　　　　　　）□書店で見て
□雑誌（雑誌名　　　　　　　　　　）□知人の紹介
□その他（　　　　　　　　　　　　　　）
●最近お読みになって印象に残った本があればお教え下さい。

お名前	男・女　歳	ご職業
ご住所 〒		
お求めの書店名	市町村	書店

●本書についてのご感想をお聞かせください。

●今後の書籍の出版でどのような企画をお望みでしょうか。

●健康上の気になる点を教えて下さい(例:血圧、生活習慣病など)

●本書の著者セミナーが開催された場合、参加したいと思いますか?

はい　／　いいえ

●ご協力いただき、誠にありがとうございました。
ご返信いただいた方の中から抽選で50名に下記の商品をプレゼントいたします(ご希望の商品を1つお選び下さい。なお、満数になり次第締切となります。当選者の発表は賞品の発送をもって代えさせていただきます)

井上浩義 著書　□アポラクトフェリンのすべてがわかる本／□ここまでわかったPM2.5　本当の恐怖／□最先端医療機器がよくわかる本

□ヘルシーエッセンス エゴマ&レスベラ(本書110ページ掲載商品)

●お客様の個人情報は社外に提供することはございません。

● 図 12 ● 主な食品ごとの脂肪含有率

食品群	品　名	脂質含有量(g/100g)	トランス脂肪酸含有量(g/100g)
穀　類	食パン	2.8～7.1	0.046～0.27
	クロワッサン＊	17.1～26.6	0.29～3.0
	即席カップめん	4.4～21.2	0.028～0.16
	味付けポップコーン1)	36.8	13
豆　類	油揚げ	19.4～32.5	0.12～0.22
	がんもどき	13.0～21.3	0.068～0.13
乳　類	牛乳(種類別牛乳)	3.0～5.0	0.069～0.13
	ヨーグルト	2.7～4.1	0.065～0.11
	生クリーム	46.7～47.6	1.0～1.2
	アイスクリーム	13.4～16.4	0.28～0.60
油脂類	バター	81.7～84.7	1.7～2.2
	マーガリン2)	81.5～85.5	0.94～13
菓子類	ショートケーキ＊	14.7～25.0	0.40～1.3
	シュークリーム	15.3～28.2	0.26～0.93
	ビスケット	9.8～28.9	0.036～2.5
	クッキー	14.0～32.6	0.21～3.8
	ポテトスナック	12.7～39.3	0.026～1.5
	チョコレート	28.4～46.2	0～0.71
調味料・香辛料類	カレールウ＊	32.9～39.9	0.78～1.6
	ハヤシルウ＊	26.9～36.2	0.51～4.6

1) 未調理の「ポップコーンの基」を試料としている。
2)「マーガリン」の定義に合致しない「乳又は乳製品を主原料とする食品」を試料中に1点含む。

出典　農林水産省資料より
＊印：「トランス脂肪酸及びクロロプロパノールの摂取量に関する調査研究」(独)農業・食品産業技術総合研究機構・(財)日本食品分析センター(農林水産省委託事業)(2008)
無印：「食品に含まれるトランス脂肪酸の評価基礎資料調査報告書」(財)日本食品分析センター(食品安全委員会委託事業)(2007)

その数値は肥満や高血圧、糖尿病などに関わるものとして関心が寄せられます。この章で解説した脂肪酸の組成と関連するところもあるので、検査数値の読み方をまとめておきましょう。

検査項目にはそれぞれに基準値が決められていて、「基準値を超えた」「基準値内だ」などと一喜一憂しがちですが、それよりもまず、それぞれの正確な意味を知ることが重要です。それが適切に対処することにもつながります。

検査結果の数値はどの値も血液1デシリットル（dl）中に含まれる重さをミリグラム（mg）単位で表したものです。

・総コレステロール（T-cho）

トータルコレステロールとも言います。

血液中に含まれるコレステロールの総量です。

コレステロールは細胞やホルモンの材料となるので、不足状態は避けなくてはなりませんが、過剰だと血液がドロドロになり、動脈硬化や高血圧、心臓病などを招きます。

●図13● 血液検査における脂肪関連項目とその基準値

脂質代謝	総コレステロール（T-chol）	120～220mg/dl
	中性脂肪（TG）	50～149mg/dl
	HDLコレステロール（HDL-chol）	40～70mg/dl
	LDLコレステロール（LDL-chol）	70～139mg/dl

・中性脂肪（ＴＧ）

トリグリセリドとも言います。

アルカリ性のグリセリドと、酸性の脂肪酸が結合して「中性」になっていることが名前の由来です。

中性脂肪は体内に最も多い脂質で、皮下や内臓に蓄積されますが、血液中にも含まれていて、その量が多いほどドロドロした血液になり動脈硬化を促進します。逆に、少な過ぎると栄養不足が疑われます。

・ＨＤＬコレステロール
・ＬＤＬコレステロール

この二つは対で取り上げられます。

基準値を大きく逸脱するのは問題ですが、最近、注目されているのは、ＨＤＬコレステロールとＬＤＬコレステロールそれぞれの値ではなく、両者のバランスです。ＨＤＬコレステロールとＬＤＬコレステロールとの比で、「ＬＨ比」と呼ばれ、ＬＤＬコレステロール値をＨＤＬコレステロール値で割る（ＬＤＬコレステロール値／ＨＤＬコレステロール値）ことで求められます。

ＬＨ比が高いほど動脈硬化の危険性が高いとされます。目安としては、何か病気がない場合は２・０以下が基準で、それより高いと動脈硬化の危険、さらに２・５以上だと心筋梗塞のリスクが高まるとされます。

ＬＨ比はまだ一般的になっていませんが、通常の血液検査の結果から自分で計算することができます。

こうした検査を受けたら、現在の健康状態や生活の仕方なども含めて、トータルに考えることをお勧めします。

たとえば、スポーツ選手によっては１日３０００カロリーと、標準的に必要な量の１・５倍ものカロリーをとっているので、中性脂肪の値が高くなりますが、これは一時的なことで問題になりません。

また、肥満気味なのか、痩せているのかも判断の要素となります。すでに肥満している人なら基準値超えは対策が必要になりますし、痩せているなら、それほど神経質になることもないでしょう。

中高年の人なら基準値内のほうがいいのは当然ですが、若い人なら多少、基準値を超えていても問題はありません。

4章

α-リノレン酸が血管系の病気に効く

健康に良いはずの植物油で不健康に⁉

日本人の脂質の摂取量は、平均するとほぼ適正な水準にあるといえます。量はよいとしても中身（質）はどうでしょうか。健康によい脂質として、ある時期から植物油やサラダ油が高く評価されるようになりました。その結果、それらに多く含まれるオメガ6脂肪酸、主としてリノール酸の摂取量が過剰な傾向にあります。

その一方で、体に良い影響をもたらすオメガ3脂肪酸は減っています。もともとα-リノレン酸を豊富に含む食用油が少なかったこともありますが、魚離れが進んでEPAやDHAを摂らなくなったことが背景にあります。

ここで本章の内容とも関係の深いα-リノレン酸とEPA・DHAの関係、そもそもEPA・DHAの働きなどをまとめておきましょう。

α-リノレン酸もEPAもDHAも、オメガ3脂肪酸として分類される脂質です。いずれも大部分は食物から摂取されますが、EPAとDHAは、体内でα-リノレン酸から変換されることもあります（個人の栄養状態により異なる）。

EPAは全身の細胞に摂り込まれ、血管をしなやかにしたり、血行をよくしたり、炎症を抑えたりする働きを持っています。

ＤＨＡも同じような働きを持っていますが、脳ではＥＰＡは利用できないのでＤＨＡに変換されて利用されます。

オメガ３脂肪酸が健康づくりや病気や症状の軽減に役立つことがおわかりでしょう。脂質の摂取でポイントとなるのは、全体の摂取量は変えずに、オメガ３脂肪酸を多めに摂ることです。

以下でオメガ３脂肪酸がどのような病気や症状を予防したり改善するのか、最新の研究をもとにお話ししましょう。

糖尿病の発症を抑え寿命を延ばす

糖尿病は「先進国の国民病」といわれるほど患者数が多く、日本でも急増しています。厚労省による２０１２（平成24）年の調査によると、患者数が約９５０万人、予備軍（糖尿病の可能性を否定できない人）は約１１００万人。合わせて２０００万人を超えます。

この病気は、病名どおり血液中に溶け込んでいるブドウ糖の濃度が高すぎる状態が続き、その結果、さまざまな症状を招く病気です。血糖値が高いだけでは特別な自覚症状は出ないのですが、この状態が長期間続くことにより、失明や腎臓障害、心臓病や末梢神経障害など取り返しのつかない合併症を招きます。

オメガ3脂肪酸は、この病気の発症リスクを下げる効果を持ちます。健康な人3000人を10年を超える長期にわたって観察した調査結果があります。

EPAとDHAの摂取量によって対象を四つのグループに分け、摂取量のもっとも少ないグループの糖尿病発症率を1・0とすると、摂取量が多ければ多いほど発症リスクは下がり、いちばん多く摂取するグループでは0・64となりました。4割近く発症リスクが下がったのです。

血液中の糖質（血糖）は膵臓から分泌されるインスリンによってコントロールされています。インスリンは血液中の糖質を筋肉や脂肪組織、肝臓などに取り込む働きをするので、分泌が正常ならば血糖値は高くなりません。

ところが何らかの原因で膵臓に炎症が起きると、インスリンの分泌が不足し、糖尿病に罹る危険性が高まります。

EPAとDHAは体内でそれぞれ異なる炎症抑制物質をつくるので、両方を摂取してい

＊AGEs
（エイジズまたはエイシス
終末糖化産物）

加熱調理や体内の反応によって、タンパク質と糖質が結びついてできる物質です。老化の一因でもあり、糖尿病や動脈硬化、腎臓病、認知症などを悪化させます。

れば、膵臓の炎症を抑え、結果として糖尿病の発症を抑えることができると考えられます。

さらにオメガ3脂肪酸には、糖尿病がもたらす合併症を予防する効果も期待できます。

糖尿病では、高くなった血糖（糖分）がタンパク質と結びついてＡＧＥｓ（終末糖化産物）を作り出します。このＡＧＥｓが血管壁にこびりついて血管の弾力が失われると同時に炎症を引き起こします。このため、体のさまざまな部位で血行障害が起こりやすくなります。

たとえば網膜の血管がダメになれば視力低下や失明の恐れが出てきます。腎臓の血管が悪くなると腎臓病を併発します。実際、腎不全となって人工透析を受ける人のほぼ半分が糖尿病患者です。

脳の血管がもろくなると脳出血や脳梗塞、心臓の血行が悪くなれば心筋梗塞などの心臓病になりま

● 図14 ● 糖尿病に効果があるオメガ3脂肪酸

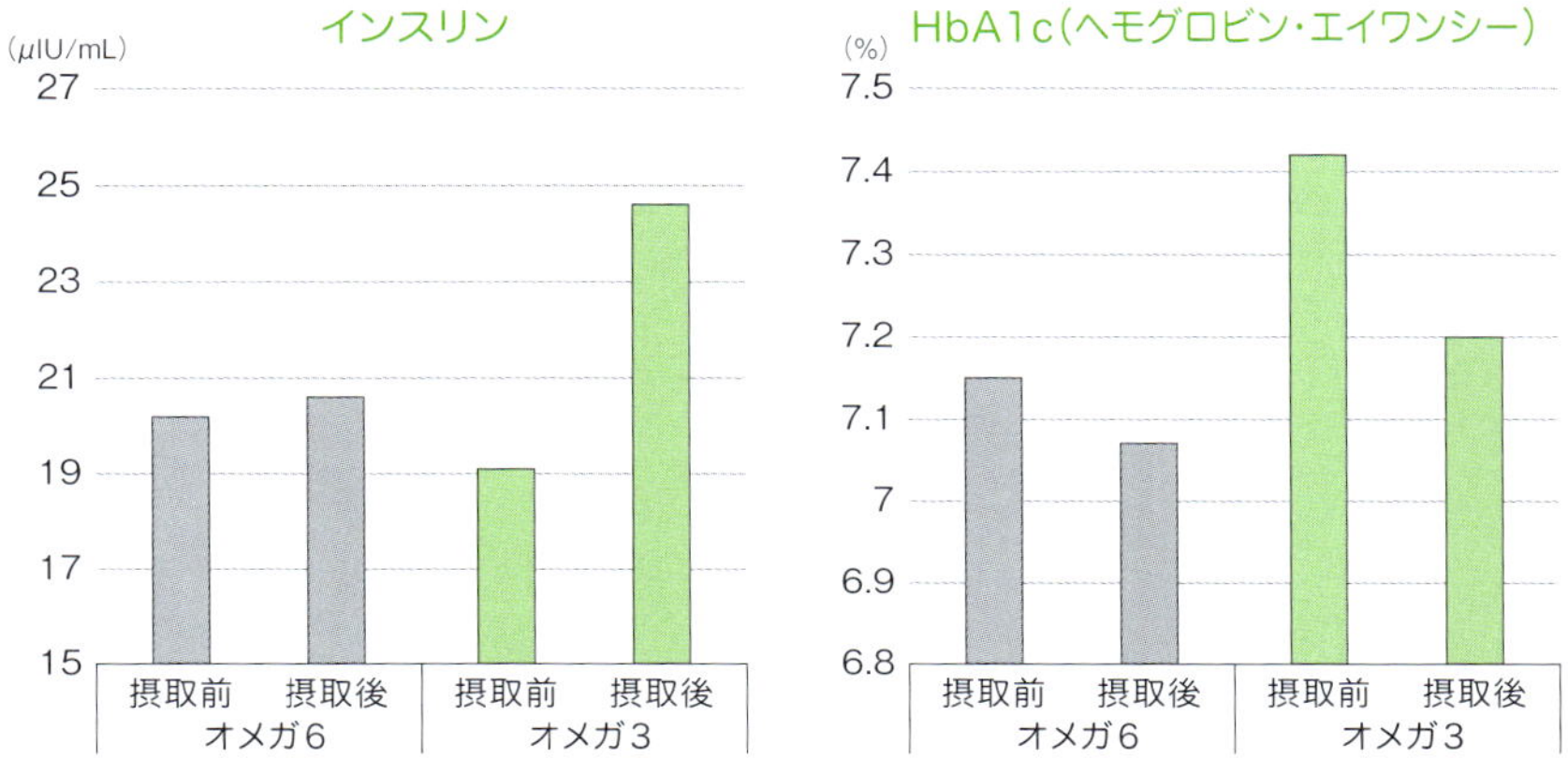

＊オメガ3を摂取することで体内のインスリンの数値が上がり、血糖値の平均値を示すHbA1c(ヘモグロビン・エイワンシー)の値は下がる。

出典）Lipids in Health and Disease 2014, 13, 196

す。

α-リノレン酸は炭素原子の二重結合が他の脂質にくらべて多いという化学的な構造から、血管壁をしなやかに保つことができます（38ページ）。このため糖尿病による血管や血行の障害が起こりにくくなります。

オメガ3脂肪酸は糖尿病そのものを治すことはできませんが、発症しにくくしたり、合併症を予防したりすることができるのです（前ページ図参照）。

糖尿病の合併症である脳出血や心臓病は最悪の場合、死をもたらします。実際、糖尿病患者の平均寿命は、健康な人より10年短いと言われます。オメガ3脂肪酸を十分にとることは寿命を延ばすことにつながるのです。

心臓病の罹患率や死亡率の低下をもたらす

心臓には常に新鮮な血液の供給が必要です。血液を送り込む血管が動脈硬化などを起こすと、血液がスムーズに流れなくなり、不整脈や狭心症、心筋梗塞、心不全など死に直結する病気を招きます。

２０１４年、米国人31万人を対象に心臓病に関して調査した結果、約１万２０００人がなんらかの心臓病にかかり、そのうちのおよそ半数にあたる約５９００人が死亡していました。

これを食事によるα-リノレン酸摂取量との関連で見ると、α-リノレン酸をしっかり摂っている人は心臓病にかかる率が21％も低く、死亡率も15％低いことがわかりました。

α-リノレン酸は血管をしなやかにする働きがあるので、これを食事でしっかり摂れば健全な血行を維持することができます。α-リノレン酸は心臓病の罹患率や死亡率の低下をもたらすと考えられます。

脳梗塞・脳出血には予防だけでなく治療にも役立つ

脳梗塞や脳出血の予防にもα-リノレン酸の摂取が有効です。

血液中のかたまり（血栓）が脳の血管に詰まって起こるのが脳梗塞、血圧上昇や外傷などによって脳の血管が破れて出血するのが脳出血です。血液が行き渡らなくなったり出血した血液に曝された部位の脳細胞は死に、体に障害が残ったりします。

突然死の原因になることもありますが、命を取りとめたとしても、運動機能障害、言語障害などさまざまな後遺症が残ります。

α-リノレン酸は血管をしなやかにするうえ、血液をサラサラにするＥＰＡやＤＨＡを体内でつくるので、血栓がつまったり、あるいは血管が破れたりする危険性を低くします。また、最近になって、α-リノレン酸が脳梗塞の治療にプラスの効果をもつこともわかってきました。

脳梗塞の治療では血流を正常に戻すために、血管に詰まった血栓を溶かす薬（血栓溶解剤）を投与するのが一般的です。血栓が溶ければ血液が流れるようになりますが、同時に活性酸素が大量に発生します。

活性酸素は体内で自然にできるもので、殺菌などに役立つ面はあるものの、他の物質と結びついて酸化させる性質が強力なため、大量に発生すると体に害を及ぼします。脳内で活性酸素が大量に発生すると脳細胞を死滅させます。

α-リノレン酸はもともと酸素と反応しやすい性質を持っているので、豊富にあると、脳細胞より前に活性酸素と結合し、結果的に脳細胞を活性酸素の害から守ってくれるのです。

高血圧、動脈硬化、血行障害、血栓症――血流を良くし発症を防ぐ

高血圧症や動脈硬化、血行障害、血栓症などは、主に二つの要因で起こります。

一つは血管壁の病的な変化です。血管壁が厚くなって内径が細くなったり、あるいは固くなって血行が悪くなります。

もう一つは、血液の粘りけが強くなって、血液が円滑に流れなくなることです。

この二つの要因は別々のものではなく、互いに他方の原因になってより悪い状態をもたらします。

血管壁の病的な変化は動脈硬化と呼ばれ、高血圧症や血行障害の原因となります。逆に、高血圧や血

●図15● 血流を良くするオメガ3脂肪酸

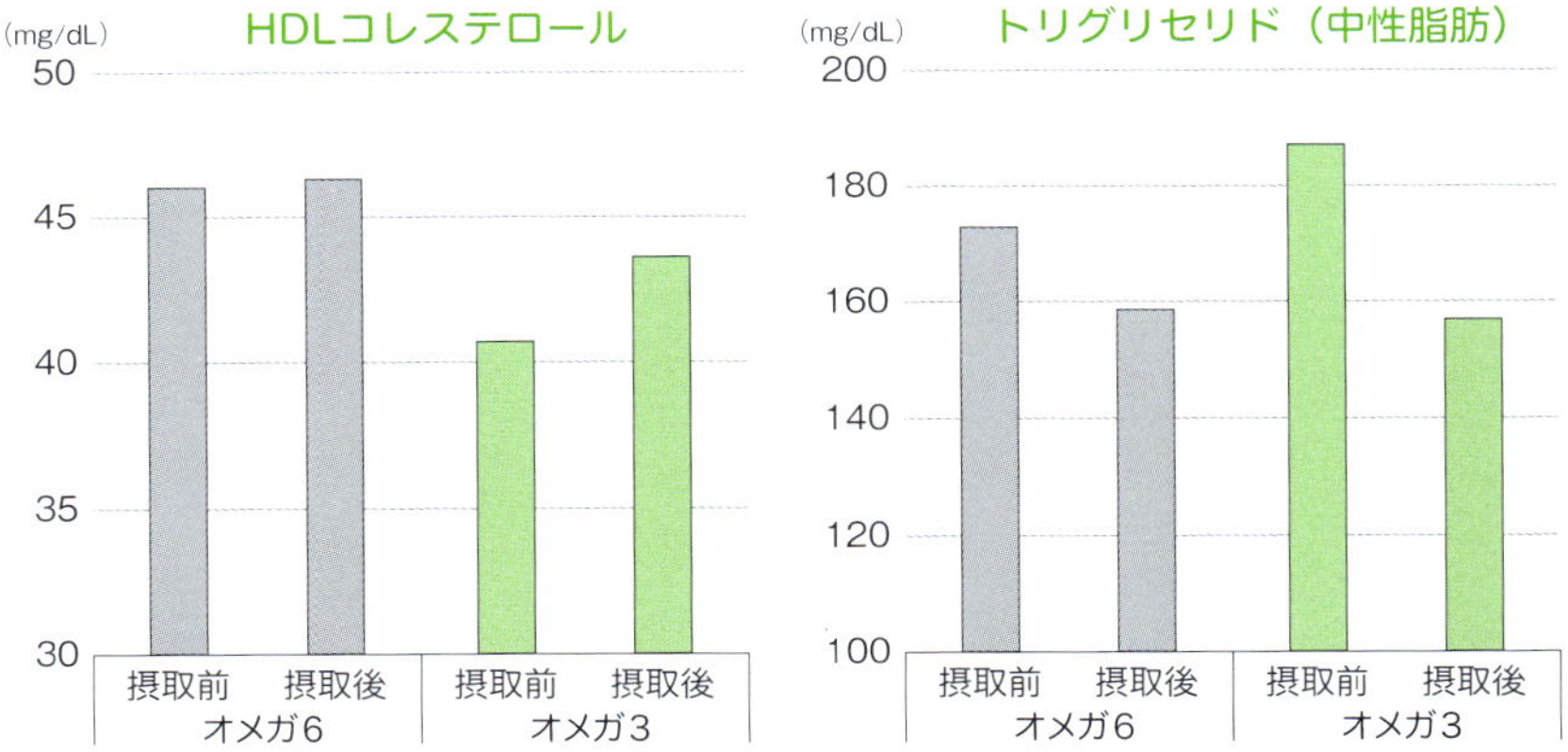

＊オメガ3を摂取することで血液をサラサラにするHDLコレステロールを増やし、血栓をできやすくするトリグリセリド（中性脂肪）の値を下げる。

出典）Lipids in Health and Disease 2014, 13, 196

行障害が動脈硬化を促進する面もあります。

血管壁が厚くなって、何らかの原因でその一部がはがれると血栓となり、血行障害を引き起こすことがあります。

また、血液の流れが悪くなることが高血圧や動脈硬化、血行障害、血栓症の要因となることもあります。

オメガ3脂肪酸には、この二つの要因を防ぐ働きがあります。

血管を柔軟にし、血液の流れを良くし、これらの脂質がたまって血管が細くなるのを防ぎます。ＥＰＡは赤血球の細胞壁を柔らかくするので、末梢の血管にまで血液が行き渡るようになります（前ページ図参照）。

ＥＰＡとＤＨＡは血液中に血栓をつくりにくくすることで、動脈硬化によって起こる脳梗塞や心筋梗塞などの血栓症の予防にプラスの効果をもたらすのです。

がん治療では抗がん剤の副作用を軽減する

がんが脳卒中に代わって日本人の死因の第一位となったのが１９８１（昭和56）年です。

それから30年以上、一貫してがんによる死亡者数は増え続け、現在では年間40万人近い人ががんで死亡しています。

オメガ3脂肪酸が、がんの予防や腫瘍の縮小、がん患者の寿命の延長などに役立つかどうかは不明ですが、治療を側面からサポートすることはたしかです。

現在、がんの治療法としては手術、抗がん剤などによる化学治療、放射線治療が一般的です。

抗がん剤による治療や放射線治療が、つらい副作用をもたらすことはよく知られています。食欲不振、倦怠感、疲れやすさなどですが、ほかにも、がんの種類によっては唾液が出なくなって口内炎ができたり、下血が起きたりします。

ＥＰＡやＤＨＡを摂取することで、こうした副作用の症状が軽くなったという報告があります。

オメガ3脂肪酸が炎症を抑える作用や、体の細胞に害となる活性酸素の働きを弱める作用を持つことがこうした効果をもたらすと考えられます。

脳血管性認知症の発症を防ぐ

認知症は超高齢化社会に突入した日本の新たな国民病と言えるほど、患者数が激増しています。厚労省の推定では患者数は約460万人（2012年）、65歳以上の高齢者の15％にあたります。今後も増加傾向は続き、10年後の2025年には700万人を超え、高齢者の五人に一人が認知症になると予想されています。

ものごとをすぐに忘れる、家族もわからなくなる、家事や仕事ができなくなる、徘徊や失禁などが増える――どれも本人にも家族にもつらい症状で、進むと、そうした自分の症状さえ理解できなくなることもあり、誰もが「ぜひとも避けたい」と思っている病気です。

認知症にはいくつかのタイプがあります。

全体の6割以上を占めるのがアルツハイマー型と呼ばれる認知症、次に多いのが約2割を占める脳血管性認知症です。

アルツハイマー型認知症は、脳の神経細胞が減少し

●図16● 認知症の原因疾患

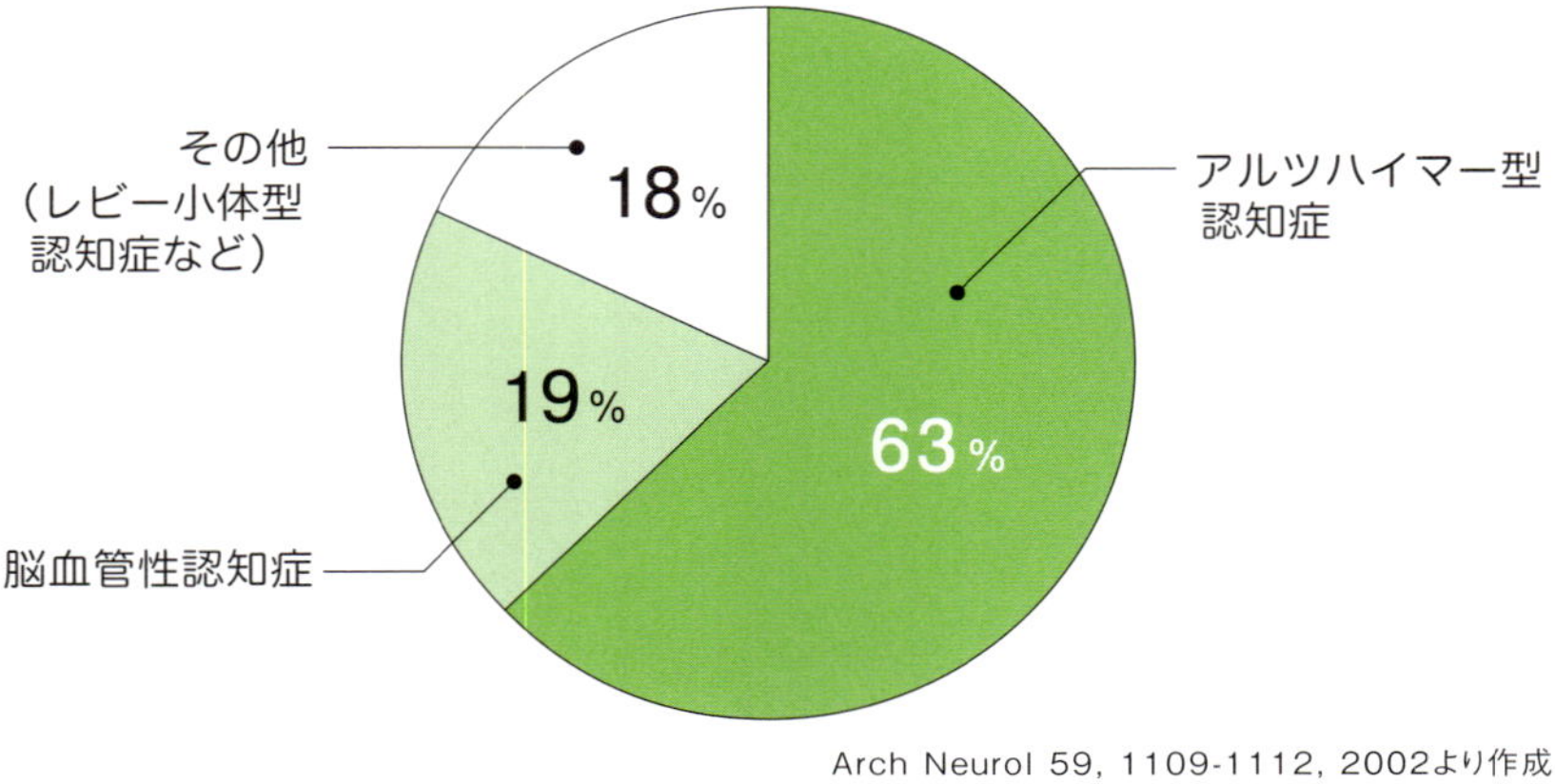

Arch Neurol 59, 1109-1112, 2002より作成

たり、脳が萎縮したりすることが原因で起こります。脳の中にアミロイドβという特殊なタンパク質が貯まることが原因の一つと考えられています。

脳血管性認知症は、脳の血管の動脈硬化が進んで脳に十分な血液が行かなくなり脳細胞が死んでしまうことが原因で起きます。脳梗塞や脳出血が原因となることもあります。

オメガ3脂肪酸がアルツハイマー型認知症に効果があるという研究報告はまだ多くありません。ですが、脳血管性の認知症には有効なことがわかっています。

血管をしなやかにする、血液をサラサラにする、血栓をできにくくするといったオメガ3脂肪酸の持つ作用が、脳内の血行をよくするので、脳血管性認知症の発症を防ぎます。

・アミロイドβ・

アルツハイマー病の原因と見られている物質（タンパク質の一種）で、加齢などによって脳の中でつくられ、しだいに蓄積されます。脳の神経細胞を傷つけ死滅させるので、蓄積されるほど神経細胞が減りアルツハイマー病を引き起こします。

COLUMN

記憶力の低下を防ぎ、改善する

認知症で初期に現れる症状がもの忘れです。最初は、ものの置き場所や水道の閉め忘れなどちょっとしたことから始まりますが、しだいに日付けや季節、誕生日などがわからなくなったり、知り合いや家族の名前や顔を忘れてしまったりするようになります。

オメガ3脂肪酸のうちＤＨＡは記憶力の維持、改善に効果を発揮することがわかっています。

ＤＨＡは脳に豊富に含まれる脂肪酸です。血管をしなやかにするので、脳内の血行がよくなり、栄養素なども十分に供給され、脳の働きが活発になります。脳の神経細胞を柔軟にする働きもあり、脳を健康に保ちます。

また、脳にある記憶に関係する海馬（かいば）という部位には、他の部位より特にＤＨＡが豊富に含まれています。ＤＨＡが不足すると機能が弱くなって長期的な記憶力や意欲が低下しますが、十分にあれば働きが活発になり、記憶力の向上が図れるのです。

「魚を食べれば頭がよくなる」と言われます。魚にはＤＨＡが豊富に含まれるため、右記のようなメカニズムで記憶力がよくなることを言ったものでしょう。

うつ病の改善に効果がある

「憂うつ」「気持ちが落ち込む」「気が重い」などがうつ病の典型的な症状です。強い不安ややる気のなさ、集中できない、眠れないなどの訴えも多く見られます。食欲不振、疲労感、だるさなど体の症状を伴うこともあります。

抗うつ剤と呼ばれる薬の服用が一般的な治療法ですが、その効果なく悪化したり、うつ病から回復期に自死するケースもあります。

5万人を対象とした米国の研究によって、オメガ3脂肪酸の摂取がうつ病の予防と改善に効果があることが確かめられました。

うつ病にはセロトニンという物質が関係しています。

脳は膨大な数の神経細胞の集まりで、神経細胞が互いに連携しあいながら生命活動を支えています。この連携に使われるのが神経伝達物質と呼ばれるもので、セロトニンはその一種です。脳の働きを活発にする物質なので、減少したり不足したりすると、脳の活動は低下し、気分が落ち込んでうつ病を招くと考えられています。

セロトニンは、脳の中央部にある黒質線条体というきわめて小さい部位で分泌されます。

黒質線条体は、非常に繊細な器官で、ストレスがあるとすぐにダメージを受けて働きが悪くなり、セロトニンの分泌も低下します。働きを回復させるには黒質線条体につながる血管から十分な栄養を供給することです。

そのためには血管の柔軟性が高く、血液の流れがよいことが条件です。オメガ3脂肪酸のうち脳に入り込めるのはDHAだけですが、α-リノレン酸やEPAの一部（10～15％）は脳内でDHAに変化するので、オメガ3脂肪酸を十分にとることがセロトニンの分泌を正常化し、うつ病を予防したり改善したりすることにつながります。

先にあげた米国の研究は、このようなメカニズムが背景になっていると考えられます。

● 図17 ● うつ病にも効果のあるオメガ3脂肪酸

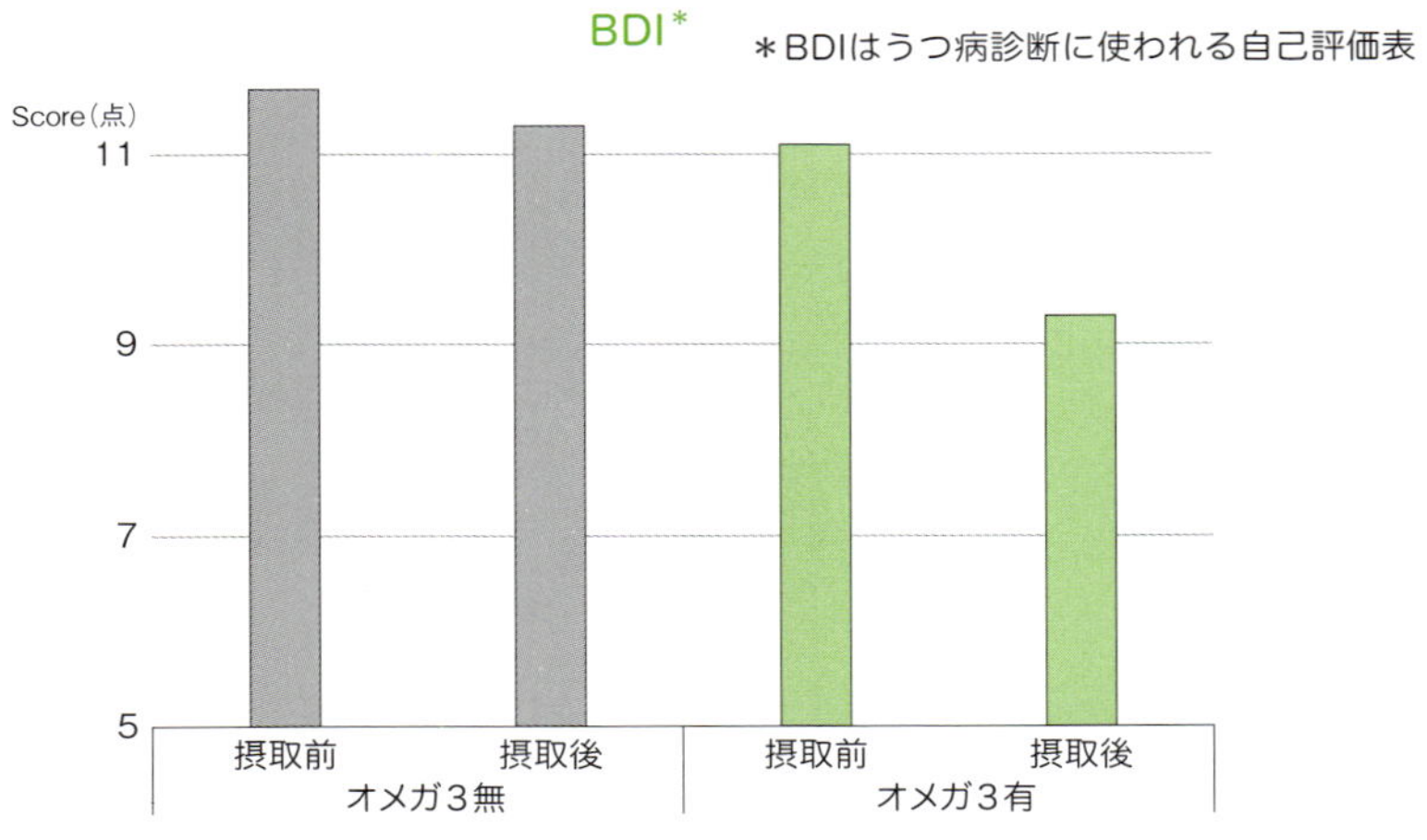

オメガ3を摂取することでBDI数値は下がる。

出典）Pharmacological Reports 2013, 65, 59

体内で起きる炎症を抑える

オメガ3脂肪酸には、体で起こる炎症を抑える働きもあります。この作用は主にオメガ6脂肪酸、特にリノール酸との関係で説明されます。

リノール酸は体内で変化して、γ-リノレン酸→アラキドン酸（オメガ6脂肪酸の一つ）という脂肪酸に変化し、さらにサイトカインと呼ばれる物質に変化します。

サイトカインとは免疫機能の働きに必要な物質ですが、体内で過剰になると体のあちこちで炎症を起こす悪さをします。

オメガ3脂肪酸は、このようなリノール酸のマイナス面を抑える働きもします。

まず、リノール酸からアラキドン酸への変化を妨害するよう働きます。また、α-リノレン酸からつくられるサイトカインは、アラキドン酸がつくるサイトカインとは異なるもの（これはトロンボキサンA3と呼ばれるものでリノール酸からできるトロンボキサンA2とは二重結合が一個多いだけの違いですが、体の中での効果は異なります）で、アラキドン酸由来のサイトカインと競合してその働きを抑えます。

この二つの働きによって、リノール酸過剰が起こす炎症を防ぐことができるのです。

リノール酸を含むさまざまな植物油は健康的な油脂として人気がありますし、サラダ油やマーガリン、マヨネーズなどにも含まれています。そのため摂り過ぎになり、体内で炎症を起こし、その慢性化が各種のがんや動脈硬化、心臓病や脳卒中、皮膚炎やぜんそくなどアレルギー性の病気を招いていると言われます。

オメガ3脂肪酸は炎症を直接に抑えることはできませんが、リノール酸過剰による炎症を防ぎます。

アレルギー・アトピーの予防や治療に好影響をもたらす

アトピー性皮膚炎、気管支ぜんそく、食物アレルギー、花粉症などアレルギー性の病気で悩む人は多く、日本人の約半数に達すると言われます。そのような人にとってオメガ3脂肪酸は力強い助けになります。

アトピー性皮膚炎は海外でも増えていて、大きな問題になっています。白人の人たちは日本人より皮膚が薄く、表皮のすぐ下にある免疫に関係する細胞（ランゲルハンス細胞と呼ぶ）が、外部から皮膚に侵入する細菌やウイルス、紫外線など抗原に対して反応しやすいため、皮膚炎になりやすい傾向があります。このため、治療法などに関する研究が盛んで、数多くの論文が発表されています。その中で多いのは「オメガ3脂肪酸の摂取が効果あり」とするものです。

前項で、リノール酸が変化してできるアラキドン酸からつくられる物質（サイトカイン）が過剰になると、炎症を引き起こすとお話ししました。このサイトカインは総称で、細かくあげればロイコトリエン、プロスタグランジン、トロンボキサンなどであり、どれもアレルギー反応を誘発する作用を持っています。

オメガ3脂肪酸は、リノール酸過剰による害を打ち消すように働くので、アトピー性皮膚炎の予防や治療に有効なのです。

同じメカニズムで、他のアレルギー疾患である気管支ぜんそく、食物アレルギー、花粉症などにも好影響をもたらします。

えごま油を肌に塗る意外な方法も

肌荒れやシミが気になる人は、えごま油を直接、肌に塗るのが効果的です。α-リノレン酸が皮膚の炎症を抑えて肌を健康にしてくれるうえ、脂質が乾燥を防ぎます。少量を伸ばして塗り、しばらくしたら洗い流すのが上手な使い方です。

COLUMN

このように、α-リノレン酸、EPA、DHAの体内でのさまざまな働き、特に血管や血液に関係する働きは、多くの人が関心を持ったり、現に患っているポピュラーな病気の予防や治療に効果を発揮することが明らかにされています。

＊　＊

病気とまで言えなくとも、多くの人が体の不調を感じたり、健康に対する不安を抱えています。その原因は肥満であったり、肌荒れなどの症状であったり、人によってさまざまです。そうした人にとってα-リノレン酸の摂取は効果があります。

5章

えごま油でα-リノレン酸を効率的にとる

α-リノレン酸が手軽にとれるえごま油

オメガ3脂肪酸が健康の維持や病気の予防、改善にどれほど効果的かをお話してきました。本章では、体に良いこの脂質を効率的に摂取するにはどうすればよいかを考えてみましょう。

EPA（エイコサペンタエン酸）やDHA（ドコサヘキサエン酸）などいくつか種類があるオメガ3脂肪酸のうち、もっとも摂りやすいのがα-リノレン酸です。

EPAやDHAはアジ、ニシン、サバ、サンマ、イワシなど背の青い、いわゆる青魚に豊富に含まれていますが、「調理がめんどう」とか「生臭い」などと敬遠する人が多いようです。

一方、α-リノレン酸は、サラダ菜や春菊、小松菜などの葉ものや大根などにも含まれるほか、えごまや亜麻などの植物の種子に豊富に含まれているので、これらを原料にしたえごま油やアマニ油が製品化されています。以前はあまりなじみがなかったのですが、最近では店頭に並ぶようになりました。

厚労省によって定められたオメガ3脂肪酸の基準摂取量（男性2・3g／日、女性2・

1g／日）のα-リノレン酸を野菜から摂るのはたいへんですが、えごま油やアマニ油なら他の食用油と同じように手軽に摂ることができます。

α-リノレン酸は一部、体内でEPAやDHAに変化するので（62ページ参照）、α-リノレン酸を摂ることが他のオメガ3脂肪酸を摂ることにもつながります。

一般に食用油には複数の脂肪酸が含まれていますが、α-リノレン酸の含有割合はえごま油で約6割、アマニ油で約5割程度です。

風味づけなどに使いやすく、手軽に入手しやすい点で、ふだん使いにはえごま油がお勧めです。

なお、えごまの葉には、そもそも油が0・2％しか含まれていないので、α-リノレン酸を摂る目的では有効とは言えません。

縄文時代から食用にされた「えごま」

えごま油の原料となるえごまは、しそ科の植物で、東南アジアが原産です。しそと同じく、腰あたりの高さになり白い花をたくさんつけます。

食用として使われたのは古く、えごまの種子の痕がついた縄文土器が発見されているので、その頃から食用になっていたと考えられます。

えごまの種子を搾ったえごま油は、平安時代ごろまでは唯一の植物油で、食用油や灯油、油紙の塗料などに広く用いられました。その後、中国から菜種が輸入されるようになると、えごまに比べて栽培しやすく原料として豊富に採れることから菜種油が主流となり、えごま油は廃れました。

えごまは、いまでも地方によっては、ごまと同じように種子を煎ってすりつぶして薬味にしたり、あんにしておはぎを包んだり、うどんに混ぜ込んだり、味噌にしたりと、さまざまに使われています。

えごま油が広く使われるようになったのは20年ほど前で、α-リノレン酸が豊富に含まれ、健康によいことが知られるようになってからでした。

COLUMN

えごまの産地は福島県と岩手県でしたが、2011年の大震災と福島第一原発事故以後は生産量が減り、代わりに宮崎県の高原地帯が主な産地になっています。

えごまは地方によって呼び方が異なり、福島県では「じゅうねん」（十年あるいは十念）、岐阜飛騨高山では「あぶらえ」といい、日常的に広く使われています。

たとえば、福島県では、すったえごまを練り込んだうどん、表面にあん代わりに使ったおはぎ、えごまを使った菓子類などがあります。飼料にえごまを混ぜて育てた「えごま豚」はα-リノレン酸の豊富な豚肉として福島県などの特産品となっています。

「えごま」と「ごま」は似て非なるもの

えごま油の利点はα‐リノレン酸を摂りやすいこと以外にもあります。飽和脂肪酸やリノール酸の含有割合が小さいことです。

飽和脂肪酸は摂り過ぎるとコレステロールを増やし、リノール酸の摂り過ぎは、動脈硬化のほかに、体のあちこちの炎症やアレルギーの原因となります。

また、えごま油には、原料のえごまに由来するルテオリンやロズマリン酸といった物質を微量ながら含んでいます。どちらも植物色素の一種で、体内の酸化を抑えたり、免疫に好影響を与える性質を持っています。

なお、「えごま」と「ごま」は言葉は似ていますが、えごまはしそ科、ごまはごま科と異なる植物です。その種子からつくられたえごま油とごま油は含まれている脂肪酸の種類も異なります。ちなみに、ごま油はリノール酸とオレイン酸が大半を占め、α‐リノレン酸はごくわずかしか含まれていません。

「しそ油」として販売されている製品も見かけます。これは、えごま油と考えてよいでしょう。材料表示を見れば確認できます。以前は、えごまになじみがなかったことから、しそ油として販売していたのでしょう。

1日の摂取量は男性2・3グラム、女性2・1グラム

α-リノレン酸をどのくらいの量、摂取したらよいかについては、厚労省によって摂取推奨値が決められています。それによるとオメガ3脂肪酸（α-リノレン酸、EPA、DHA）の1日あたりの摂取量は、男性が2・3g、女性が2・1gとなっています。

えごま油はその半分がα-リノレン酸ですから、その倍、1日に4gほどの量をとれば基準を満たすことになります。小さじ1杯のえごま油は5gあるので、α-リノレン酸はその半分、約2・5gになります。1日にえごま油を小さじ1杯をとることを目安とするとよいでしょう。

えごま油の味や風味を知っておこう

えごま油は、他の植物油やサラダ油のような食用油と比較すると、やや癖のある風味を感じるかもしれません。ほんのわずかな微妙な程度です。

えごま油を生のまま使うには牛乳やヨーグルト、ジュースなどの飲料に小さじ1杯を加えて、よく混ぜて飲むのがもっとも手軽です。

塩や酢と混ぜてドレッシングにしたり、トマトやタマネギなどと混ぜて焼き物にかけるソースにしたりするのもよいでしょう。コクが出ます。

炒めものなどでは、これまで炒め油としてすべてを他の植物油を使っていた場合は、通常の8割がたをその油を使い、残りの2割程度をえごま油にするとよいでしょう。

えごま油が特に酸化しやすいということはない

「えごま油は酸化しやすい」とよく言われます。「栓を開けたらできるだけ早く使い切ったほうがいい」とか、「高い温度の調理には適なさい」などといわれるのは、この酸化を嫌うためです。

油が酸化するのは、空気中の酸素と油が結びついて化学変化を起こすからです。この結果できる物質を過酸化脂質といいます。

古い食用油の味が落ちたり、いやなにおいを発するようになるのは、この過酸化脂質が増えることが原因です。

過酸化脂質は味や風味にかかわるだけではなく、健康にも影響します。細胞を傷つける性質を持っているので、体内に取り込むと害を及ぼすのです。血管に貯まった過酸化脂質は動脈硬化の原因となりますし、皮膚に貯まればしみやしわ、たるみなどを引き起こします。

食用油が酸化するのは、長期間、空気（酸素）にさらされることが一つの原因です。高温になるほど酸化しやすいので、揚げ物や炒めものなどで何度も使い回しをすることも酸化を促進します。

えごま油が、他の植物油に比べて極端に酸化しやすいということはありません。栓を開けたらあまり長期間おかずに使い切る、揚げ油としては使わないなど、他の植物油と同様の注意をすれば十分です。

調理温度でいえば、１００度までなら問題ありません。天ぷらのように１７０～１８０度の高温が1時間も2時間も続くと確実に酸化しますが、食品店ならともかく、普通の家庭でこのようなことはまずないでしょう。

他の食用油と同じように使えば問題ありません。

えごま油の保存方法

えごま油の製品には、保存に関する注意書きが記載されています。多くは、「3週間くらいで使い切ってください」「開栓後は冷蔵庫で保存すること」などです。

これはメーカーが、油の酸化やそれにともなう消費者からのクレームなどを意識して、必要以上に慎重に注意を促していると考えられます。

温度と日数によって酸化がどう進むかをえごま油とコーン油とで比べた実験がありますグラフでは酸化の程度は「過酸化物価」として示されています。横軸が経過日数です。(次ページ図参照)。

これを見ると、どちらも温度が高いほど、日数が経過するほど酸化が進むことがわかります。

酸化の進み方は、えごま油とコーン油でそれほど大きな差がないこともわかります。「えごま油は他の油より酸化しやすい」とは言えません。

温度にも注目してください。20度の場合、40日を過ぎてもほとんど酸化していません。

● 図 18 ● えごま油とコーン油の酸化比較

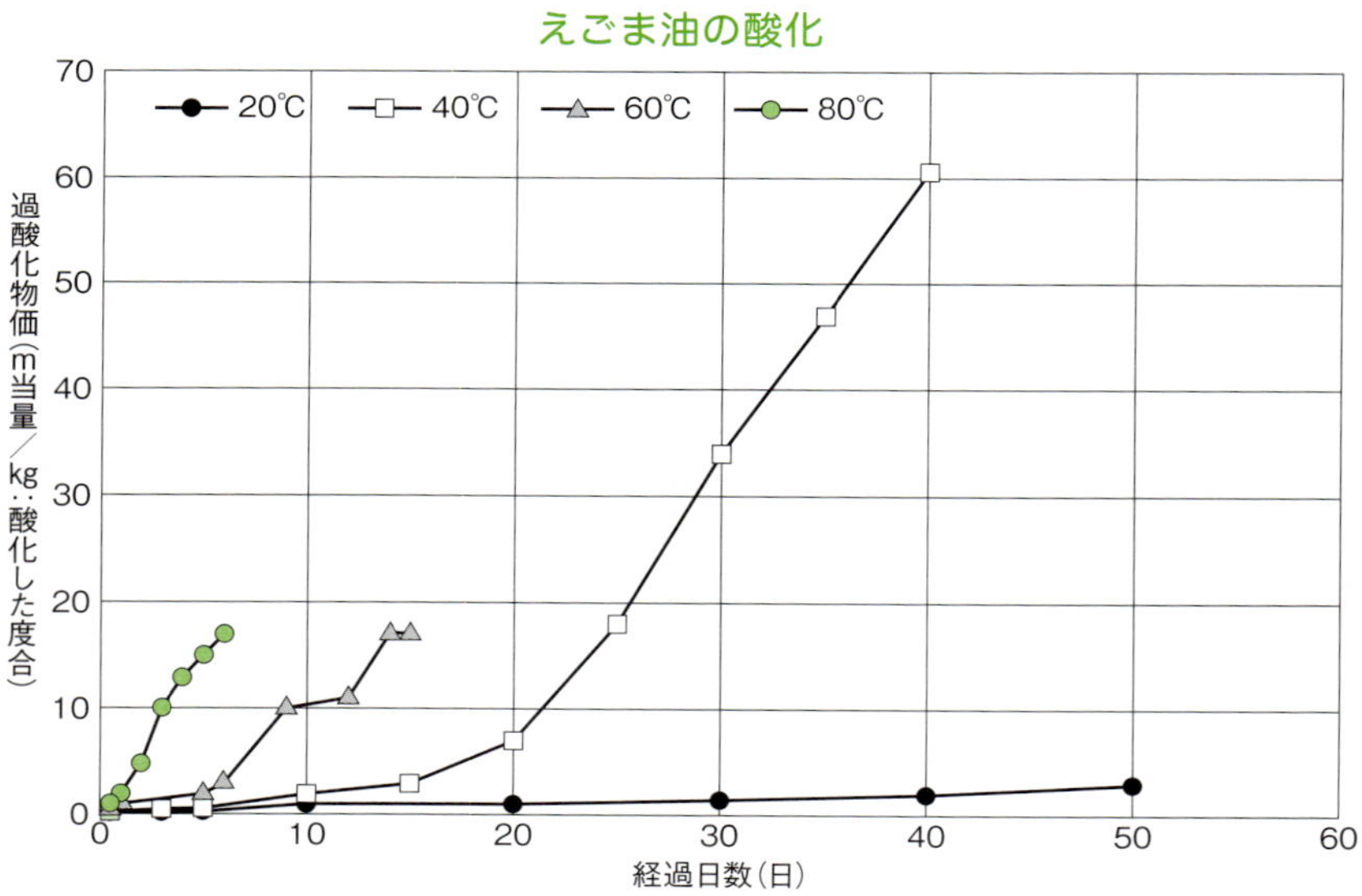

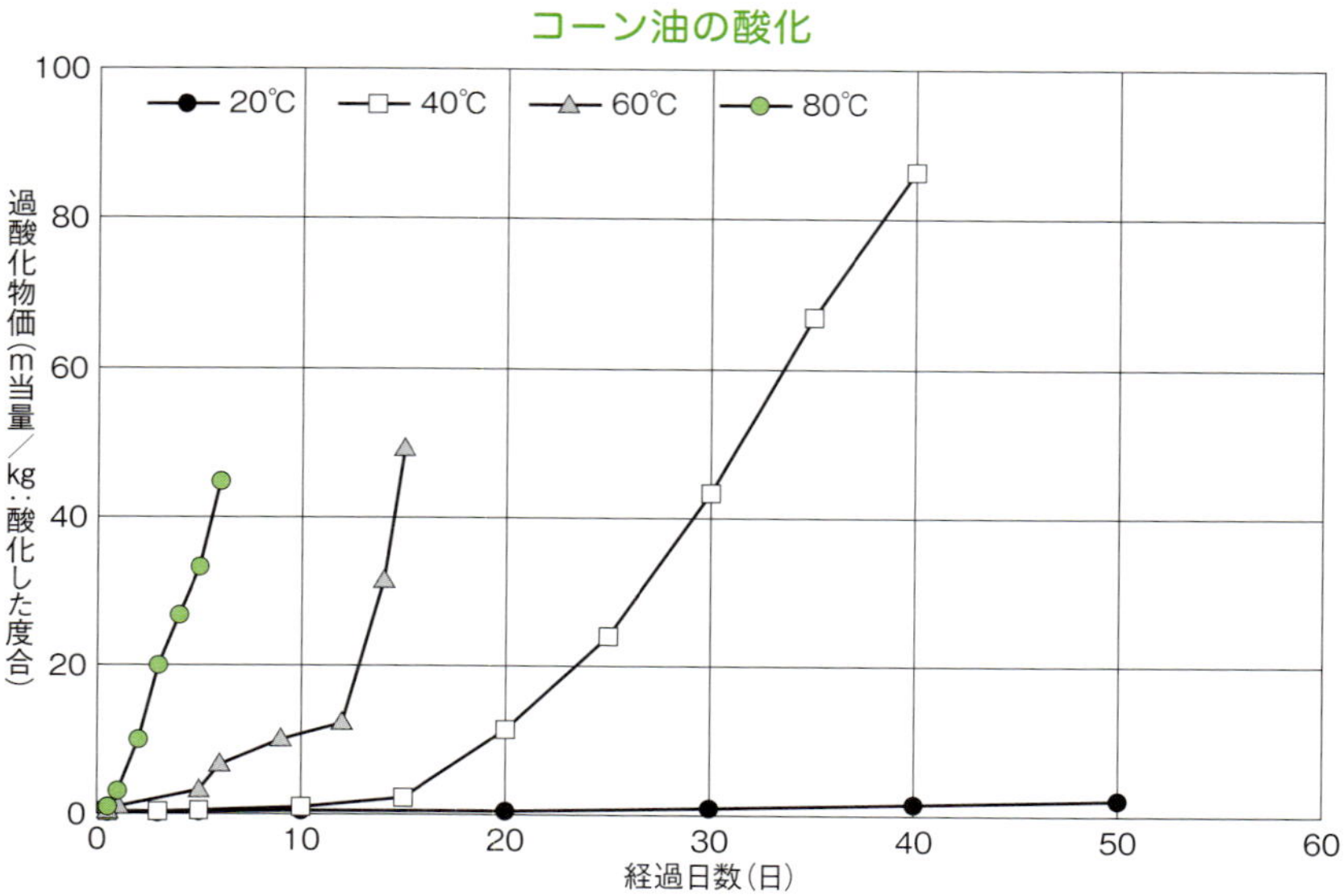

出典）J Food Sci 75(6), C498, 2010

平均的な室温なら、「3週間」を大きく超えても酸化の心配なく保存できるのです。

40度、60度、80度でのデータもとっていますが、これはあくまで実験のためのもので、普通の家庭で食用油の保存場所がこんなに高温ということはなく、現実的ではないでしょう。

えごま油は、いわゆる冷暗所で保存すれば、1カ月半以上はふつうに使えます。

えごま油製品の選び方

ブームになった影響で、多様なえごま油製品が出回るようになっています。選ぶときのポイントに触れておきます。

まず容量です。毎日小さじ1杯の量（5g）を使うとすると、30日で150g、40日で200g、50日だと250gになります。多くの製品の容量は、この150〜250gの幅におさまっています。長くても1カ月半程度で使い切る量なので酸化を気にすることなく選んでよいでしょう。

次に、原産国。日本製、韓国製、中国製のものがあります。おそらく韓国製がもっとも多く、日本製はわずかです。

韓国と日本では製法が異なり、日本製は種子をそのまま搾って油を採取しますが、韓国では種子を焙煎してから搾ります。焙煎すると、香りや色が濃くなります。日本製は色もにおいもほとんどありません。どちらを選ぶかは好みによるでしょう。

添加物も記載されています。保存性を高めるためにビタミンE、あるいはビタミンCといった酸化防止剤が添加されている製品がほとんどです。どちらでも保存性や味やにおいに影響しません。

一部に酸化防止剤を添加していない製品もあります。酸化防止剤添加の製品より、いくぶん早めに使い切るほうがよいかもしれません。

同じ日本製でも作り方に2種類あります。

一つは、福島や岩手、秋田、鹿児島などの製油所、つまり小規模なメーカーで採用されているもので、えごまの種子を押しつぶして油を搾り出す方法です。「圧搾抽出法」と言います。

もう一つは、大手のメーカーで化学的な処理をして油を抽出する方法です。物質を溶かすための液体（溶剤）の一種であるノルマルヘキサンという油脂を使うので「ノルマルヘキサン法」と呼んでいます。

同じ量のえごまを使った場合、圧搾抽出法に比べると、ノルマルヘキサン法のほうが油分をより多く抽出できます。その差は製品の価格に反映するはずですから、地方の小規模なメーカーの製品より大手メーカーの製品のほうが安く手に入ります。

地方メーカーの製品には酸化防止剤無添加をうたっているものがありますが、大手メーカーの製品はほとんどが酸化防止剤を添加しています。

えごま油の効果的な摂取の時間帯

えごま油に限らず油脂は吸収が非常に早く、摂取して30分ほど経つとすっかり吸収されて血液中に入り込んで体中を回るようになります。

油脂の吸収具合は、胃の状態で左右されます。空腹で胃が空っぽのときにえごま油だけを摂ると、胃の壁面にべっとりと付着してしまうので、食べ物と一緒にとるほうが早く吸収されます。

吸収の速さから言えば、いつとってもいいのですが、目的や症状によって最適の時間帯があります。

体の酸化や体内の炎症は、夜より昼間のほうが強くなります。紫外線とホルモンの影響です。紫外線は体内の活性酸素を増やし細胞の酸化を促進させます。昼間は活動性のホルモンが分泌され炎症が悪化します。

これに対抗するには、えごま油の摂取は朝か昼間がよいでしょう。うつ病対策としては朝の摂取がお勧めです。えごま油のα-リノレン酸からつくられるDHAが、気分を引き立てるセロトニンという物質を分泌するからです。よい気分で一日をスタートさせることができるでしょう。

次ページ以降、栄養士の松田敦子さんがえごま油を使ったレシピを掲載しています。いろいろ楽しんでください。

・アマニ油・

α-リノレン酸の豊富な植物油として、海外ではアマニ油が一般的です。材料は中央アジア原産の亜麻（あま）という植物で、その茎の繊維はリネンという生地の原料として使われます。亜麻の種子を原料としてつくられたのがアマニ油。α-リノレン酸が約半分と、えごま油とほぼ同じですから、えごま油と同じように使うこともできます。

COLUMN

誰でも簡単に作れる

えごま油を使った料理レシピ

スプーン一杯 かけるだけレシピ

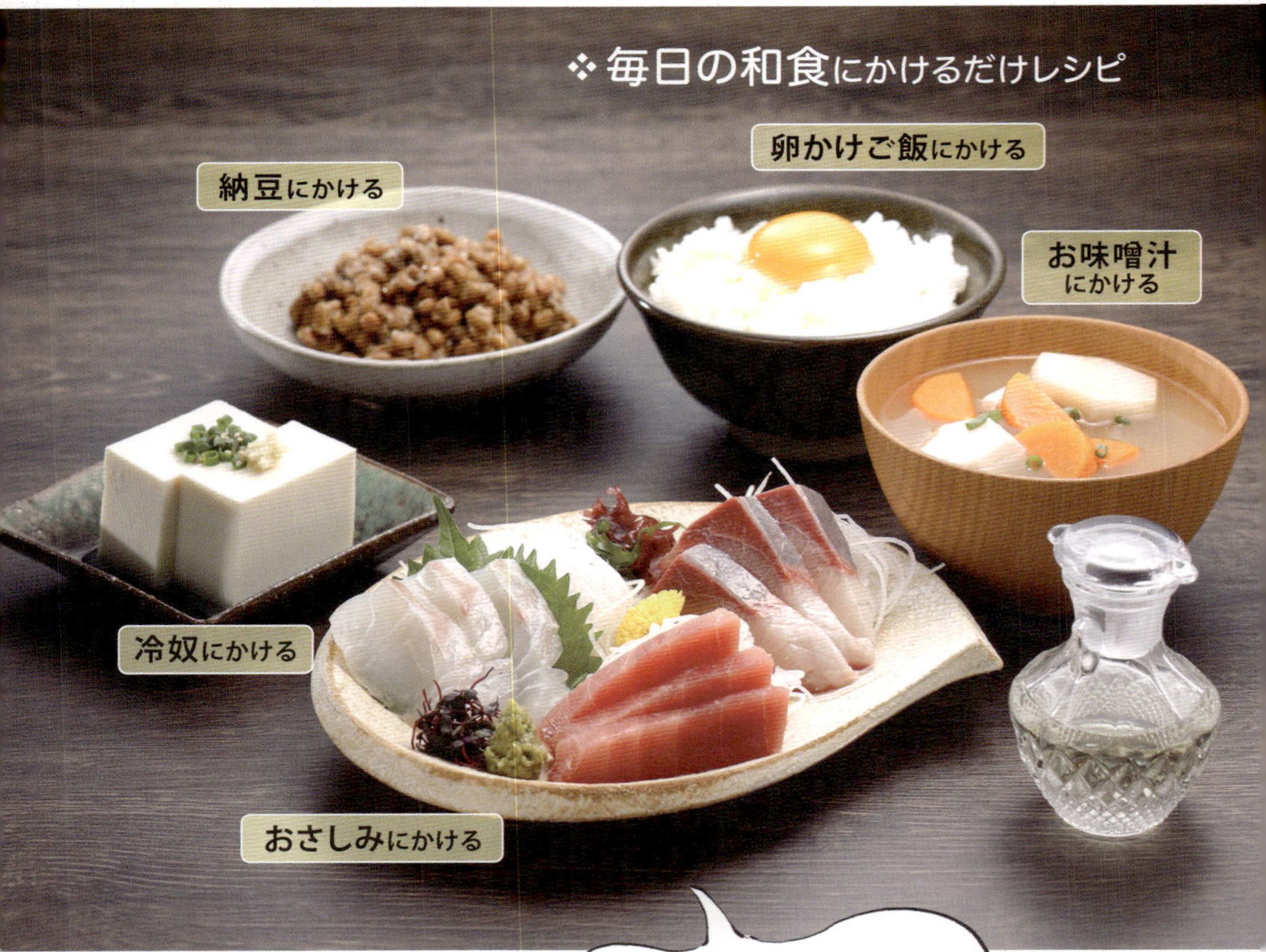
❖毎日の和食にかけるだけレシピ
卵かけご飯にかける
納豆にかける
お味噌汁にかける
冷奴にかける
おさしみにかける

おすすめポイント

和食とも良く合うえごまの風味。冷たいものはもちろん、温かいお味噌汁などに入れても、α-リノレン酸の栄養価は保たれます。

❖飲みもの・サラダ・デザートにかけるだけレシピ

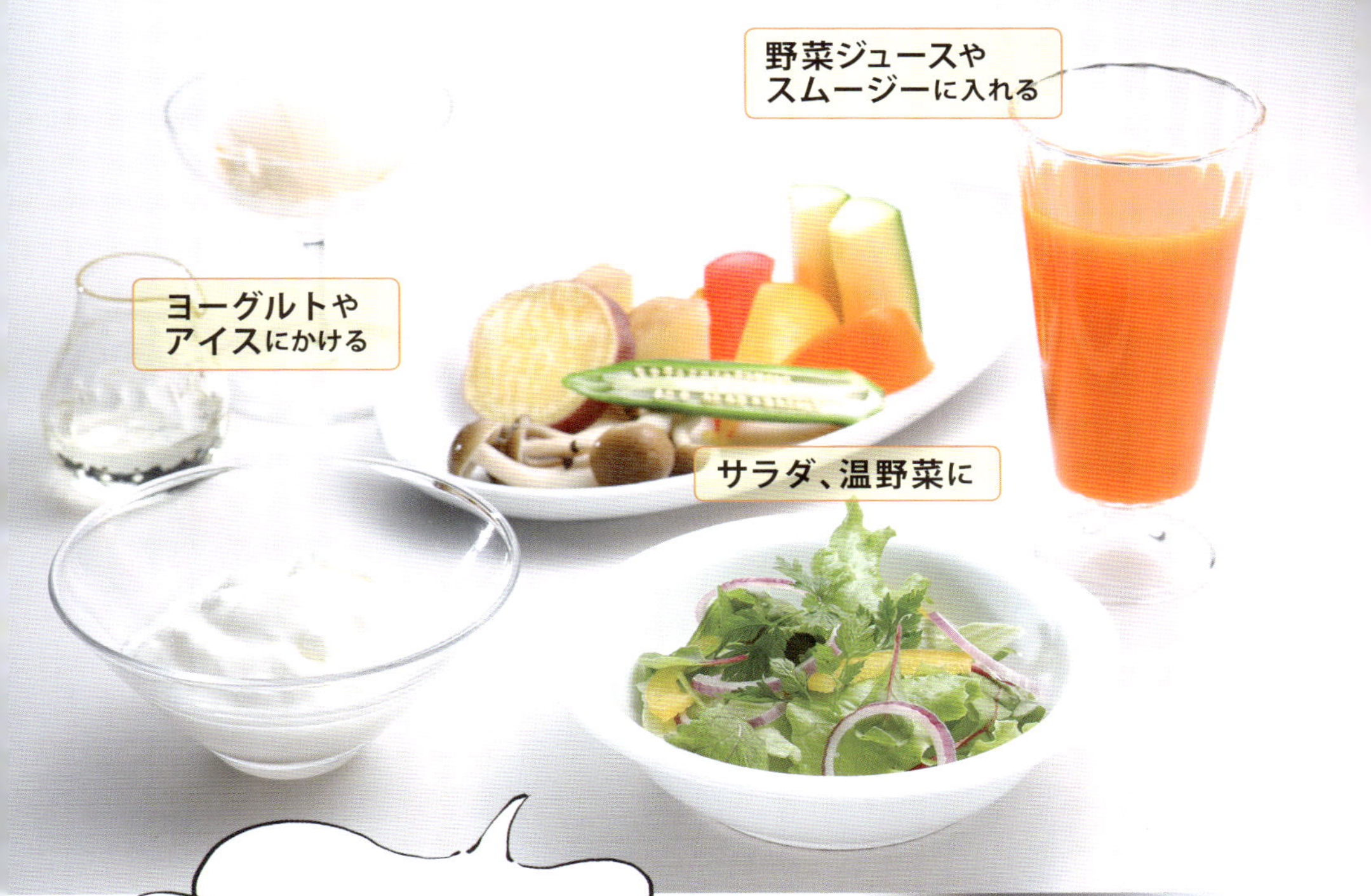
野菜ジュースや
スムージーに入れる
ヨーグルトや
アイスにかける
サラダ、温野菜に

おすすめポイント

α-リノレン酸と、乳製品との相性は抜群。野菜ジュースに入れたり、ヨーグルトやアイスやサラダにかけるだけ。毎日の食事に、えごま油を小さじ１杯。

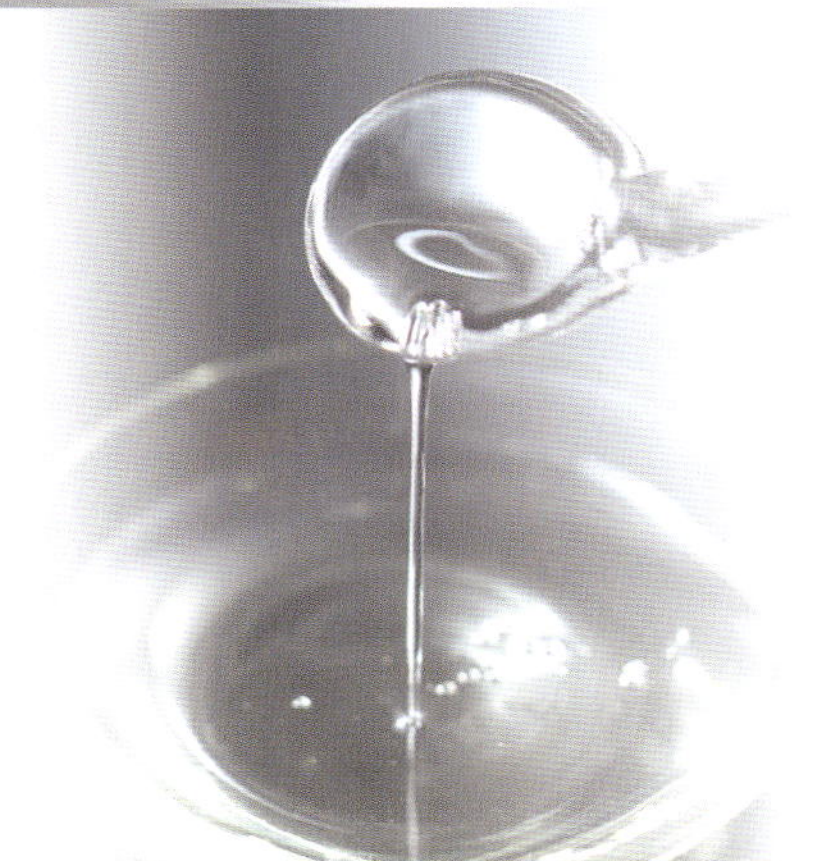

キャベツのおひたし

❖キャベツの甘味が引き立つお手軽おひたし。

材料（4人分）

キャベツ…300ｇ（ざく切り）

A
- だししょうゆ…大さじ2
- えごま油…大さじ1
- 酢…大さじ1

かつお節…適量

作り方

1. キャベツはラップをかけ電子レンジ（600W）で4分加熱し軽く水気をきる。
2. ボウルにAを入れて混ぜ 1のキャベツとあえる。かつお節をのせる。

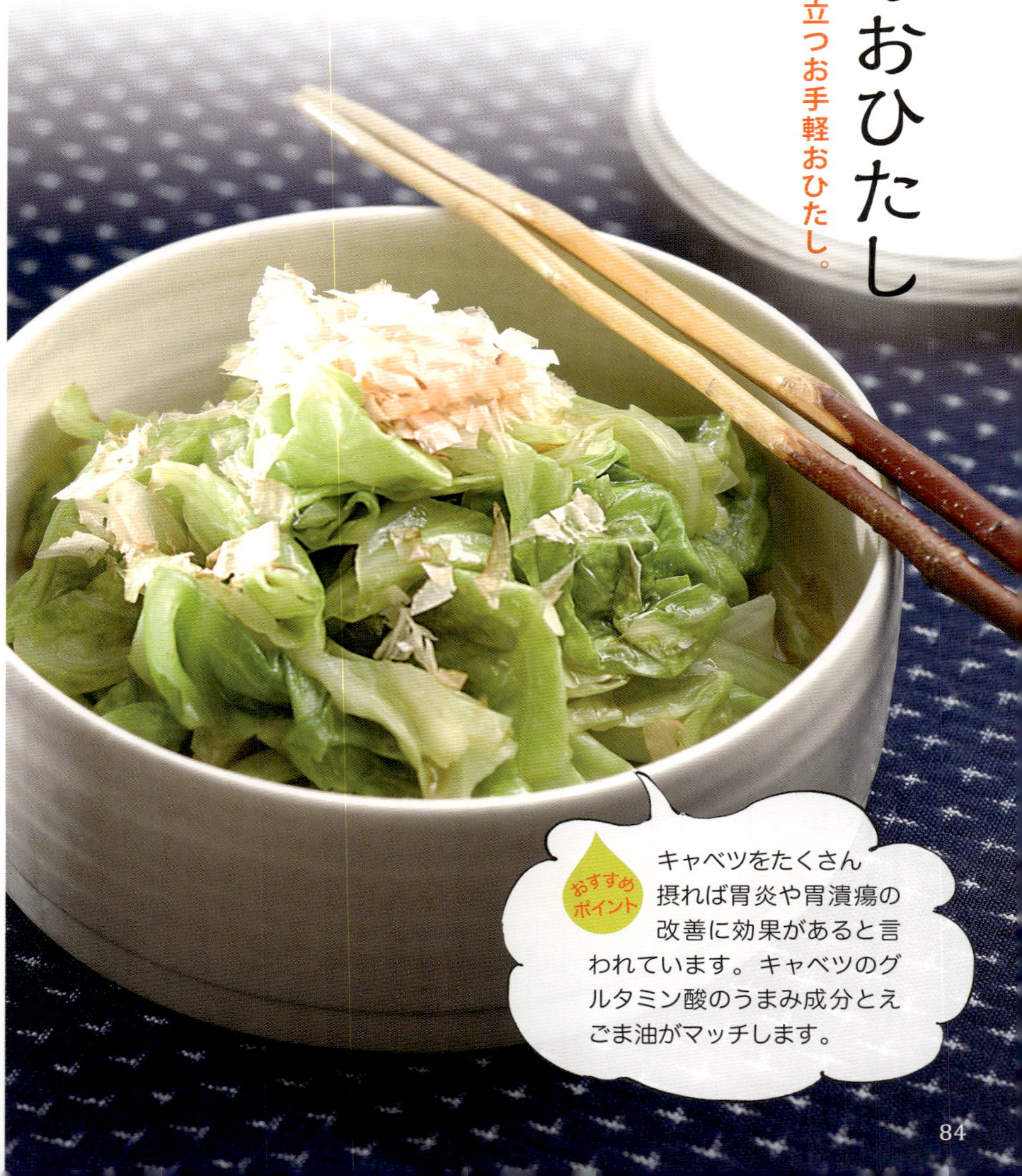

おすすめポイント

キャベツをたくさん摂れば胃炎や胃潰瘍の改善に効果があると言われています。キャベツのグルタミン酸のうまみ成分とえごま油がマッチします。

白ねぎのえごまオイルマリネ

白ねぎがとろ～り甘くさっぱりした前菜。

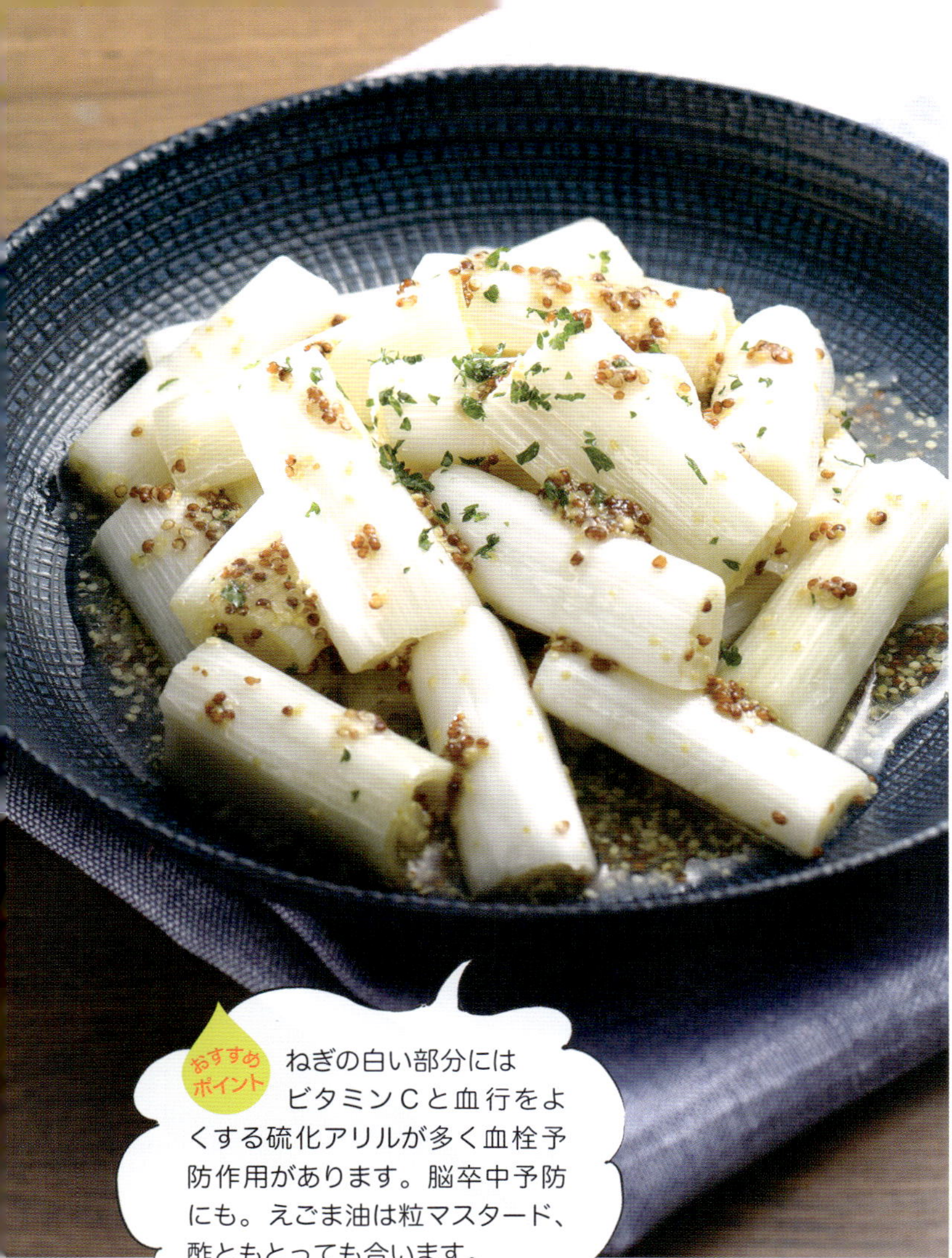

おすすめポイント
ねぎの白い部分にはビタミンCと血行をよくする硫化アリルが多く血栓予防作用があります。脳卒中予防にも。えごま油は粒マスタード、酢ともとっても合います。

材料（4人分）

長ねぎ（白い部分）…4本分

A
- 粒マスタード…大さじ1
- 酢…大さじ3
- 砂糖…小さじ1
- 塩・こしょう…少々
- えごま油…大さじ3

パセリみじん切り…少々

作り方

1. 長ねぎは葉と根を落として白い部分を5㎝の長さに切る。
2. 1を耐熱容器に入れ電子レンジ（600W）で5分加熱した後水切りをする。
3. Aを混ぜ合わせ2にかける。
4. 粗熱がとれたら冷蔵庫で冷やし味をなじませる。
5. パセリを散らす。

ささみのおろしきゅうり和え

❖すりおろしきゅうりにえごまのコクでさわやかでヘルシーな一品。

材料（2人分）

ささみ…３本
きゅうり…２本

A
- 酢…大さじ1
- えごま油…小さじ2
- 薄口しょうゆ…小さじ1½
- 砂糖…小さじ½
- 生姜のすりおろし…½片分

塩・酒…各適量

作り方

1. 酒と塩を加えた湯でささみをゆで、食べやすくさく。
2. きゅうりはすりおろし、Aを混ぜ合わせる。
3. 1を 2で和える。

おすすめポイント

きゅうりのカリウムはナトリウムの排出をうながし利尿効果があるため、腎臓の働きを助けるので血圧を正常に保つ効果も期待できます。

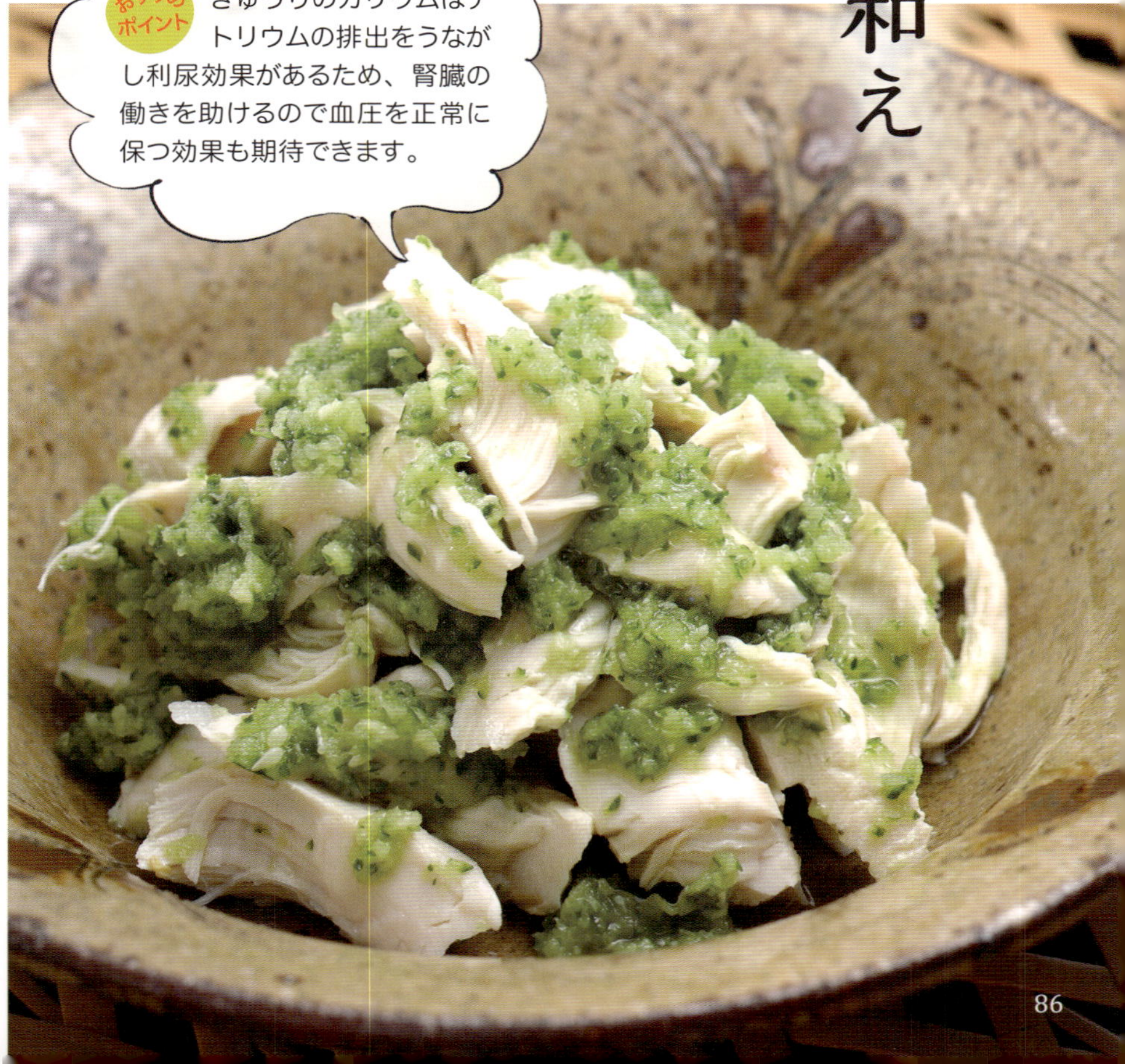

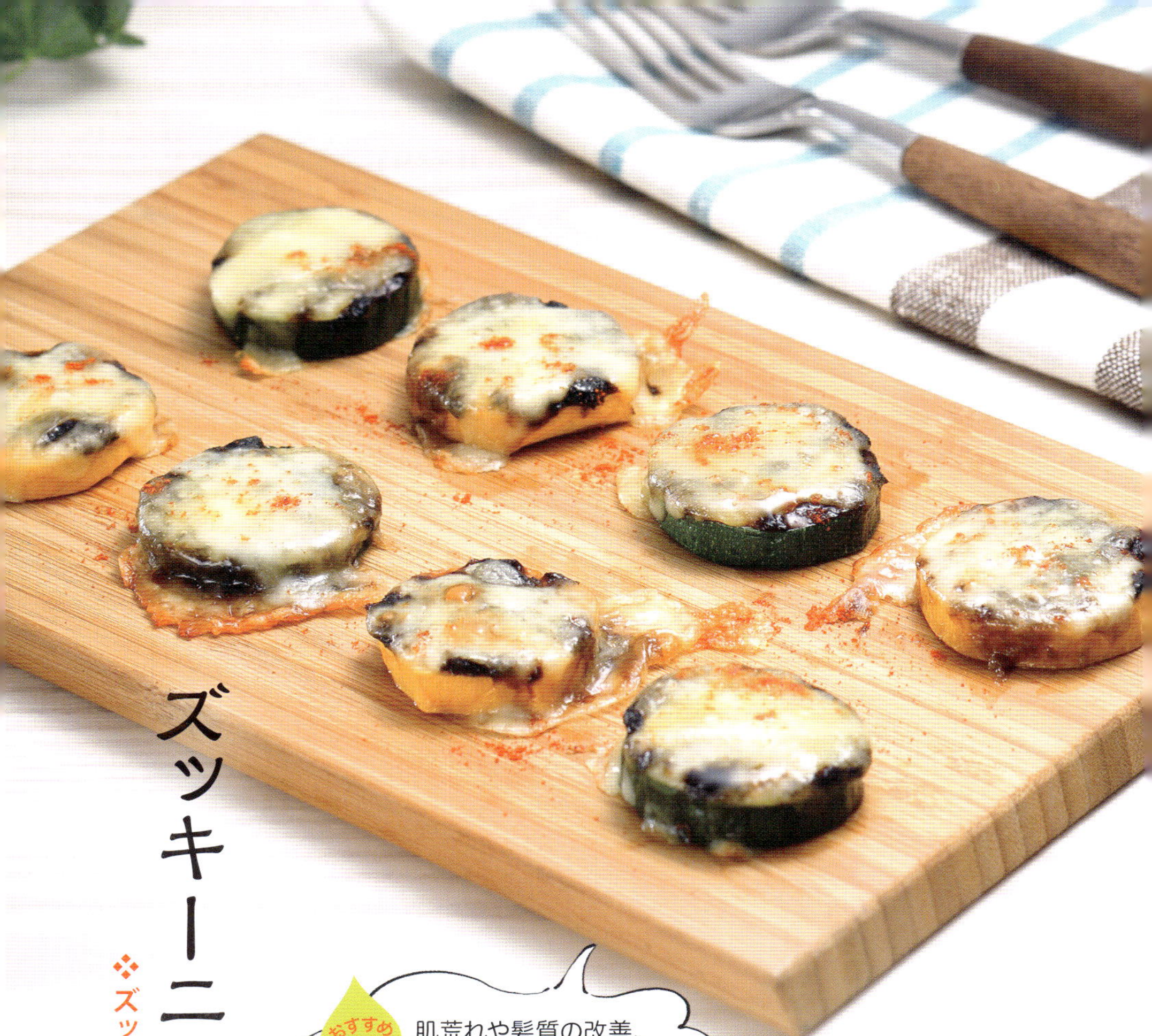

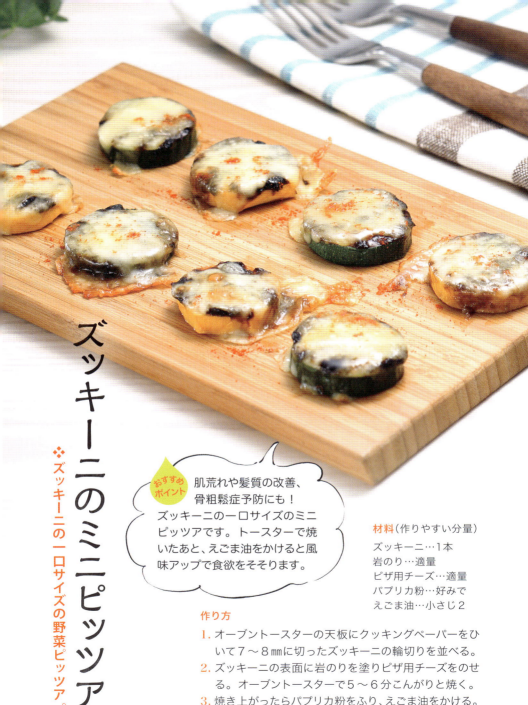

ズッキーニのミニピッツア

❖ズッキーニの一口サイズの野菜ピッツア。

おすすめポイント
肌荒れや髪質の改善、骨粗鬆症予防にも！
ズッキーニの一口サイズのミニピッツアです。トースターで焼いたあと、えごま油をかけると風味アップで食欲をそそります。

材料（作りやすい分量）

ズッキーニ…1本
岩のり…適量
ピザ用チーズ…適量
パプリカ粉…好みで
えごま油…小さじ2

作り方

1. オーブントースターの天板にクッキングペーパーをひいて7〜8㎜に切ったズッキーニの輪切りを並べる。
2. ズッキーニの表面に岩のりを塗りピザ用チーズをのせる。オーブントースターで5〜6分こんがりと焼く。
3. 焼き上がったらパプリカ粉をふり、えごま油をかける。

ポテトサラダ

❖マヨネーズがなくてもえごま油のコクとさっぱりとしたヨーグルトで簡単味付け。

材料（2人分）

じゃがいも…２個
きゅうり…⅓本
人参…2㎝
ハム…１枚

A
- プレーンヨーグルト…80g
- えごま油…小さじ2
- 塩・粗びき黒こしょう…各少々

塩…適量

作り方

1. きゅうりは輪切りにして塩もみし、水気をしぼる。人参は半月切り、ハムは食べやすく切る。
2. じゃがいもはゆで、熱いうちにつぶしてＡと１を混ぜ合わせる。

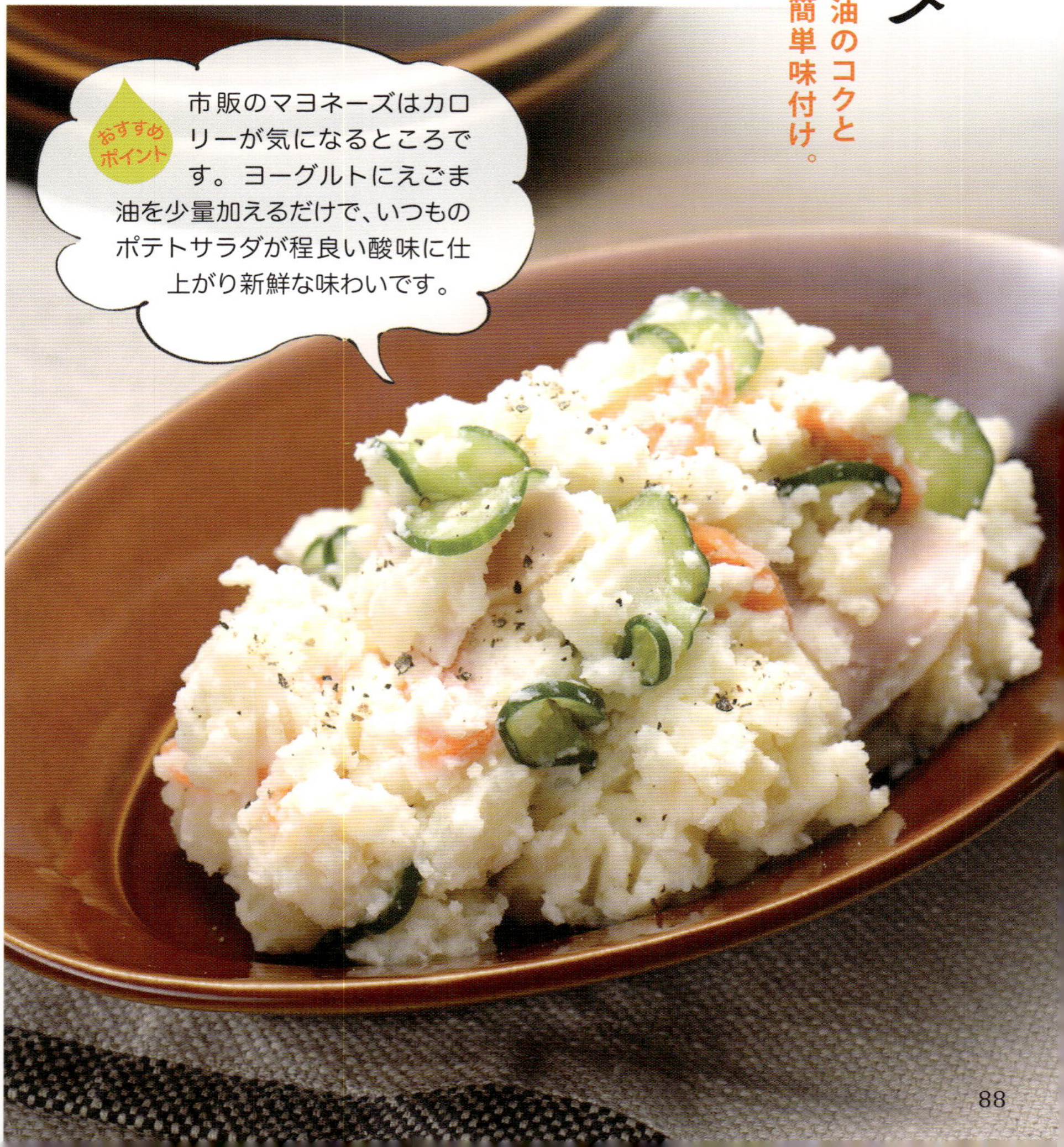

おすすめポイント

市販のマヨネーズはカロリーが気になるところです。ヨーグルトにえごま油を少量加えるだけで、いつものポテトサラダが程良い酸味に仕上がり新鮮な味わいです。

サバ缶の薬味和え

混ぜるだけの簡単レシピ。おつまみにもなる一品です。

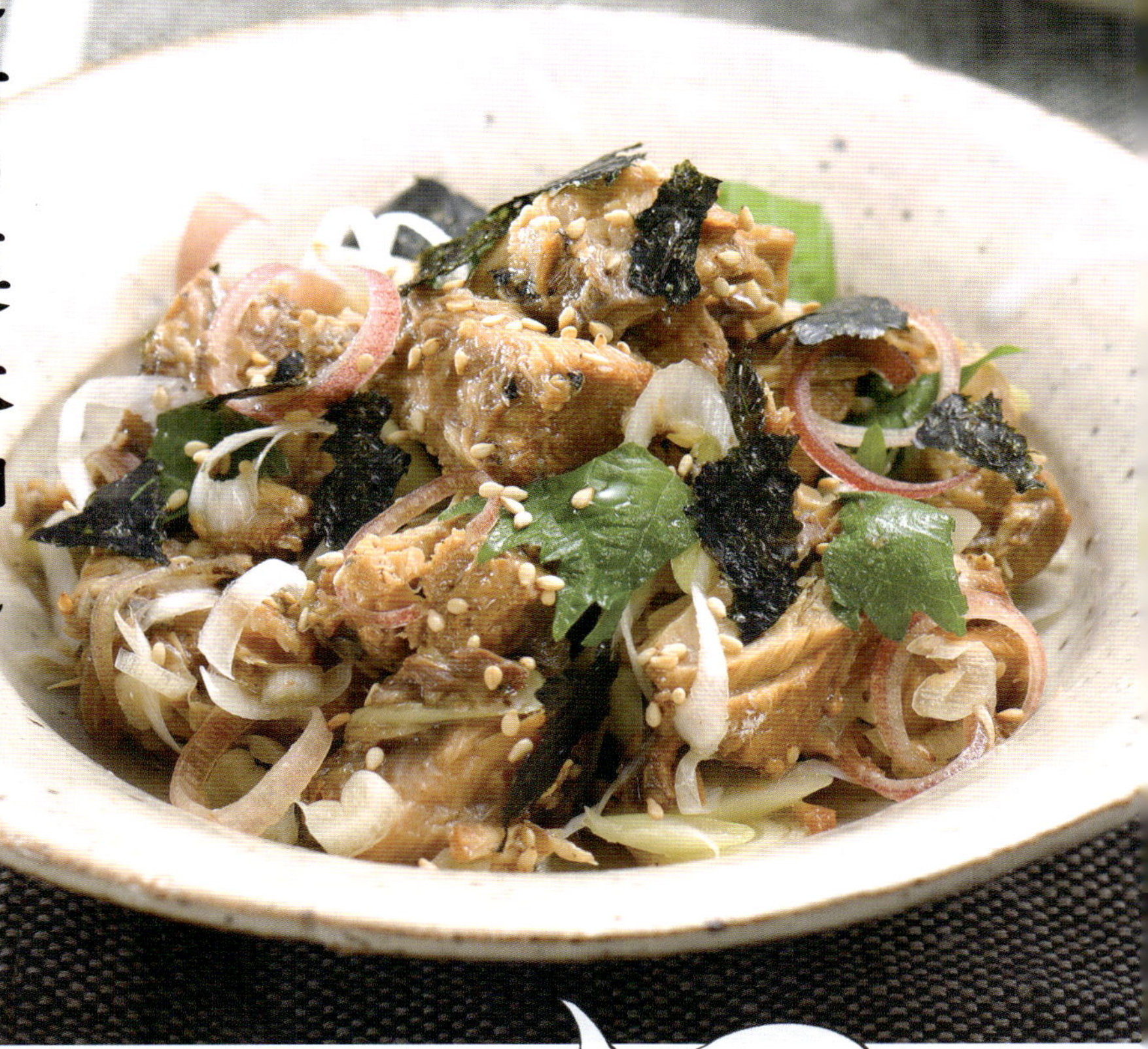

材料（2人分）

サバ味付き（しょうゆ味）缶…1缶
みょうが…１本
白ねぎ…¼本
大葉…２枚
えごま油…小さじ2
炒り白ごま・もみのり…各適量

おすすめポイント

サバのDHA、EPAには血中コレステロール、中性脂肪を減らす働きがあります。えごま油とともに脳の栄養素とも言われているので、成長期のお子様にも積極的に摂りたい成分です。

作り方

1. サバは粗くほぐす。
2. みょうがは小口切り、白ねぎは斜め切り、大葉はちぎる。
3. 1と2に炒り白ごまとえごま油を混ぜ合わせて器に盛り、もみのりをのせる。

大葉の中華風しょうゆ漬け

冷奴、ご飯などにアレンジしていただく。大葉の保存食です。

材料（作りやすい分量）

大葉…15枚

A
- しょうゆ…大さじ2
- えごま油・みりん・炒り白ごま…各大さじ1
- にんにくのすりおろし…適量

一味唐辛子…（お好みで）

作り方

1. 大葉は洗って水気をきる。
2. 混ぜ合わせたAに大葉を漬ける。お好みで一味唐辛子を加える。

おすすめポイント

大葉の香り成分は、抗酸化作用と防腐効果など薬効効果が大きいので作り置きしましょう。

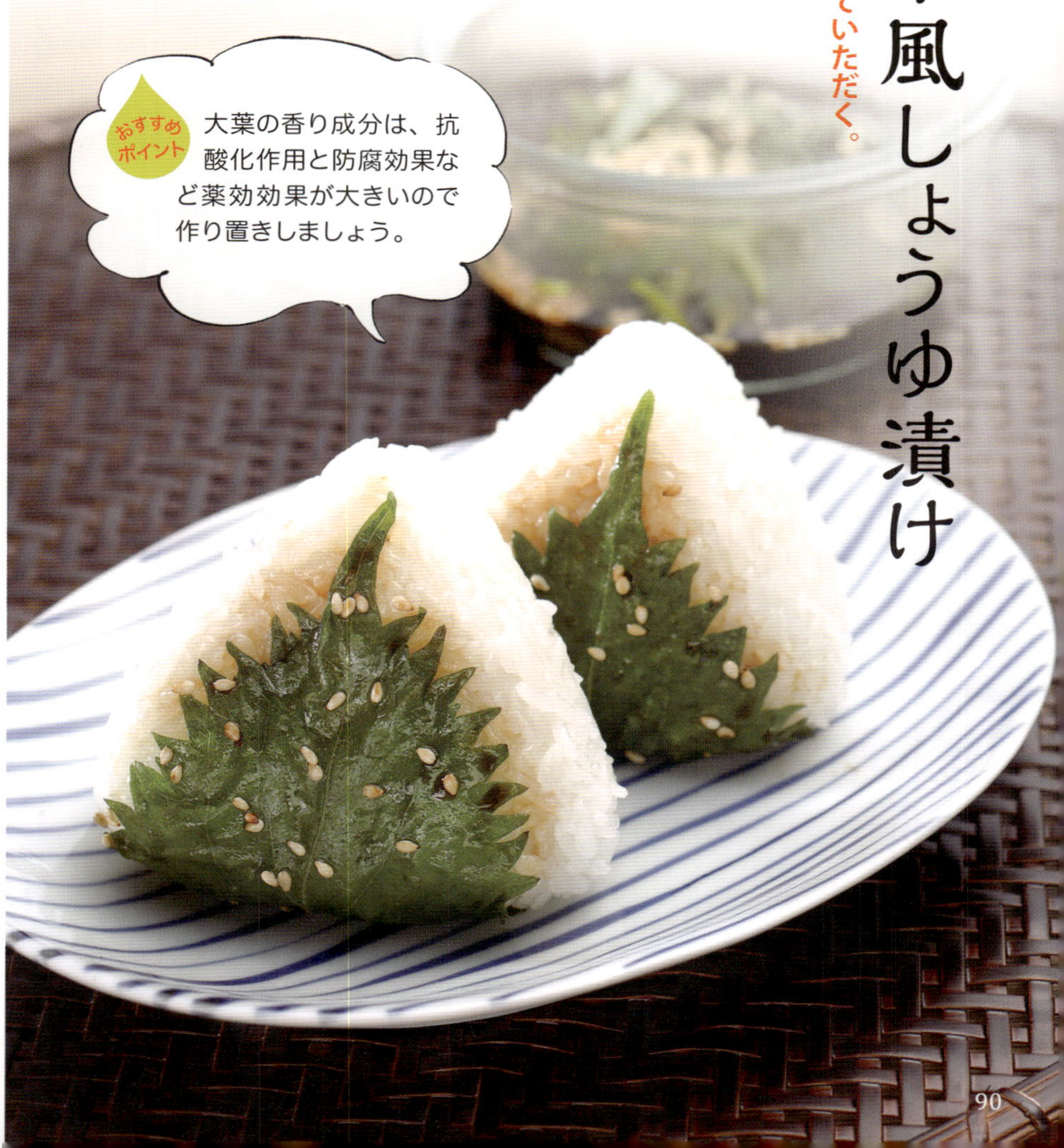

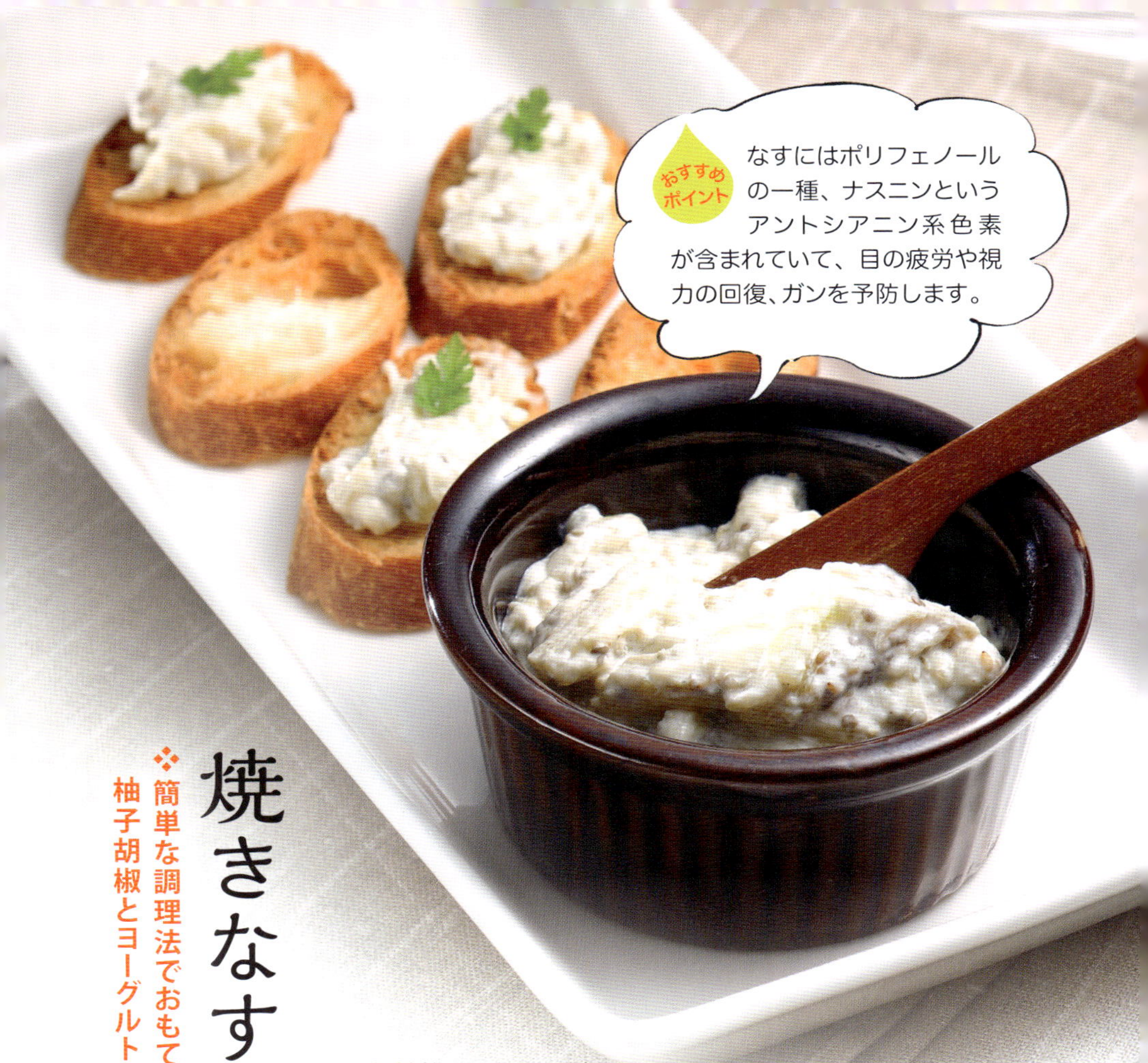

おすすめポイント

なすにはポリフェノールの一種、ナスニンというアントシアニン系色素が含まれていて、目の疲労や視力の回復、ガンを予防します。

焼きなすのディップ

❖簡単な調理法でおもてなしレシピ。
柚子胡椒とヨーグルトでさっぱりと。隠し味にえごま油を。

材料（作りやすい分量）

なす…４本
プレーンヨーグルト…100g

A
- えごま油・すり白ごま…各大さじ1
- レモン汁・柚子胡椒…各小さじ1

作り方

1. ボウルにざるを重ね、そこにキッチンペーパーを敷く。ヨーグルトを入れ、一晩水切りをする。
2. なすは皮が黒くなるまで焼き、皮をむいてマッシャーまたはフォークの背でつぶす。
3. Aと1を加えて混ぜ合わせ、冷蔵庫で冷やす。お好みでパンやクラッカーにのせていただく。

えびと小松菜のピリ辛レンジ蒸し

❖レンジで簡単中華のおかず。食欲増進メニュー。

材料（4人分）

むきえび…200g
春雨…40g
小松菜…2株
白ねぎ…⅓本
三つ葉…1束
えごま油…小さじ2
塩・こしょう…各少々

A
鶏がらスープ…100cc
しょうゆ・片栗粉・みりん…各小さじ1
豆板醤…小さじ¼

作り方

1. むきえびはさっと洗い、水気を拭く。小松菜はざく切り、白ねぎは斜め切り、三つ葉はざく切りにする。
2. 春雨は流水で洗い、料理ばさみで半分に切って耐熱容器に入れる。むきえび、小松菜、白ねぎを順に重ね、塩、こしょうをふり、混ぜ合わせたAを回しかける。
3. ラップをふんわりとかけ、レンジ(600W)で約3分加熱する。いったん取り出し、混ぜて再度ラップをかけ、約3分加熱する。
4. 三つ葉とえごま油を回しかける。

おすすめポイント
小松菜は栄養価の高い緑黄色野菜です。カルシウムは牛乳並みです。耐熱容器に順番に材料を入れレンジにかけるだけ。中華のおかずが簡単につくれ、まるでマジックのようです。

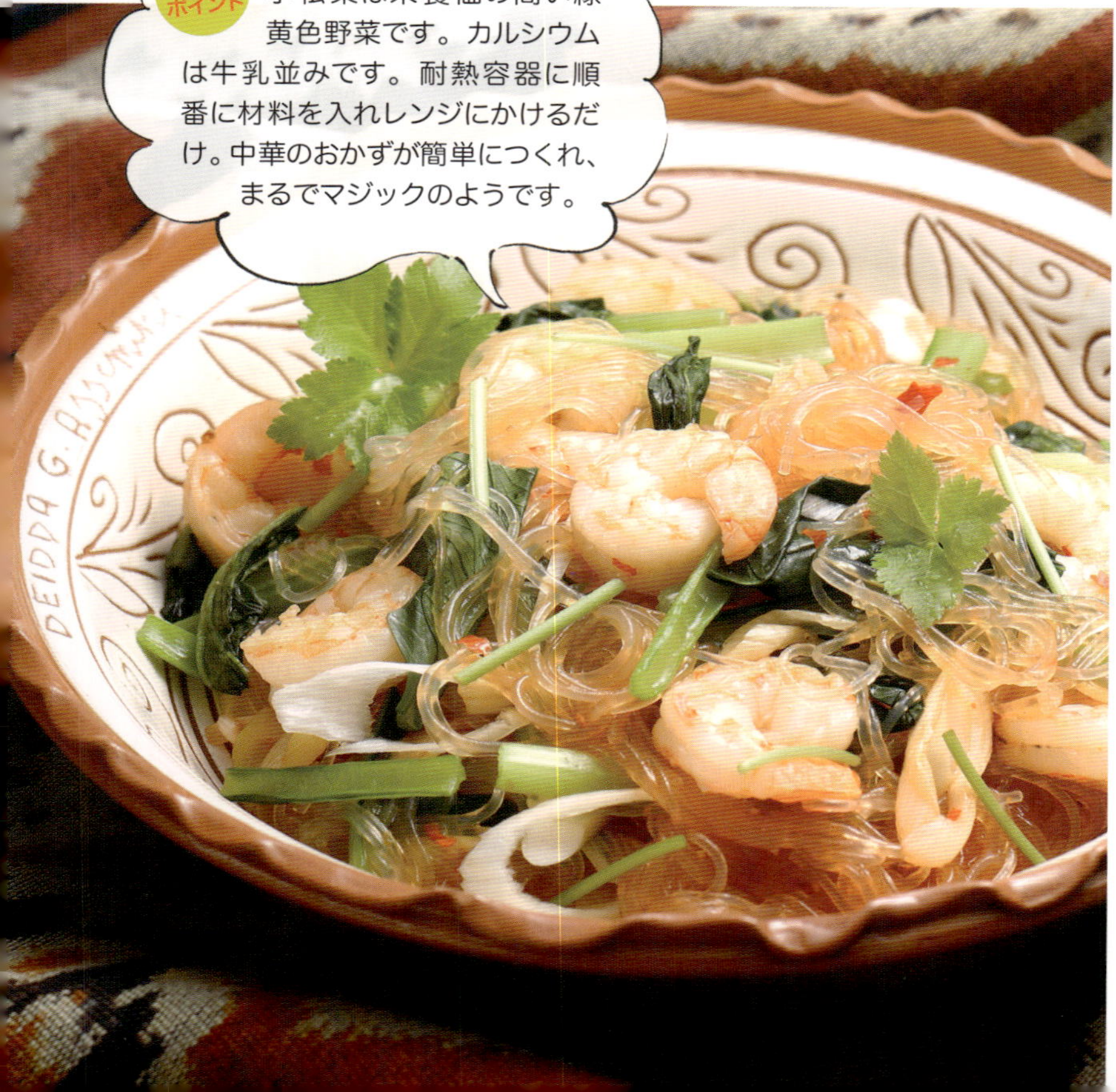

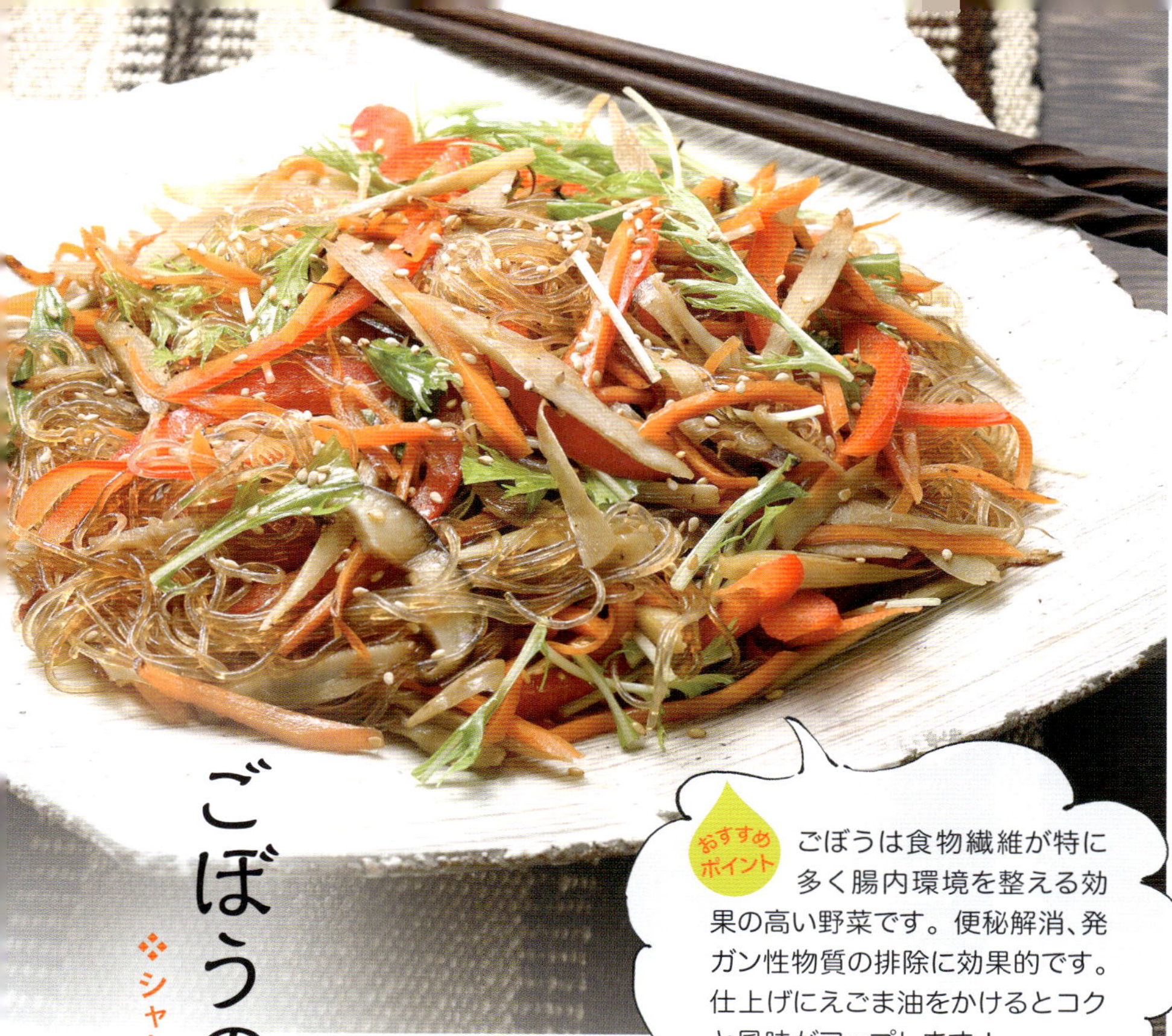

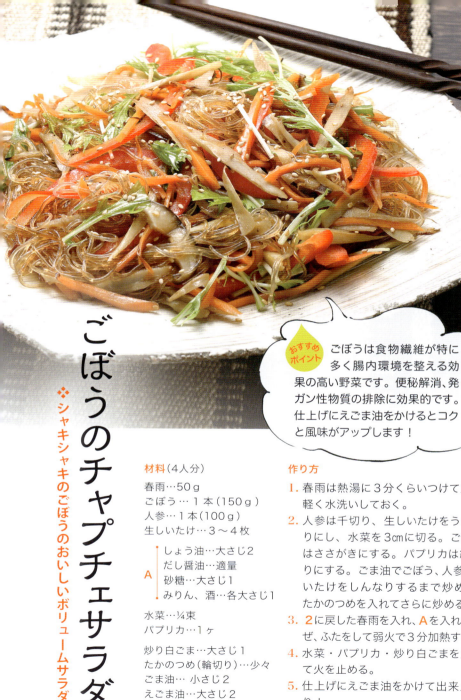

ごぼうのチャプチェサラダ

❖シャキシャキのごぼうのおいしいボリュームサラダ。

おすすめポイント　ごぼうは食物繊維が特に多く腸内環境を整える効果の高い野菜です。便秘解消、発ガン性物質の排除に効果的です。仕上げにえごま油をかけるとコクと風味がアップします！

材料（4人分）

春雨…50g
ごぼう… 1本（150g）
人参… 1本（100g）
生しいたけ…3～4枚

A
しょう油…大さじ2
だし醤油…適量
砂糖…大さじ1
みりん、酒…各大さじ1

水菜…¼束
パプリカ…1ヶ

炒り白ごま…大さじ1
たかのつめ（輪切り）…少々
ごま油… 小さじ2
えごま油…大さじ2

作り方

1. 春雨は熱湯に3分くらいつけて戻し軽く水洗いしておく。
2. 人参は千切り、生しいたけをうす切りにし、水菜を3㎝に切る。ごぼうはささがきにする。パプリカは細切りにする。ごま油でごぼう、人参、しいたけをしんなりするまで炒める。たかのつめを入れてさらに炒める。
3. 2に戻した春雨を入れ、Aを入れて混ぜ、ふたをして弱火で3分加熱する。
4. 水菜・パプリカ・炒り白ごまを入れて火を止める。
5. 仕上げにえごま油をかけて出来上がり！

ザーサイ豆腐

❖市販のザーサイ漬けで作れる絶品。

材料（4人分）

豆腐…１丁
ザーサイ…½瓶
白ねぎ…１本
豆苗…１袋

A
しょうが汁…小さじ１
えごま油…大さじ３
塩…少々
ラー油…少々

ナッツ類
（くるみやアーモンド）…適量
糸とうがらし…適量

作り方

1. 豆腐は耐熱容器に入れ電子レンジ（600W）で２分加熱し水切りをする。
2. 豆苗は根元を切り、半分に切る。熱湯をかけて水気を切る。
3. 白ねぎ１本とザーサイをみじん切りにしAを合わせる。
4. 豆苗を器に盛り１をのせ３をかけ刻んだナッツを散らし糸とうがらしを飾る。

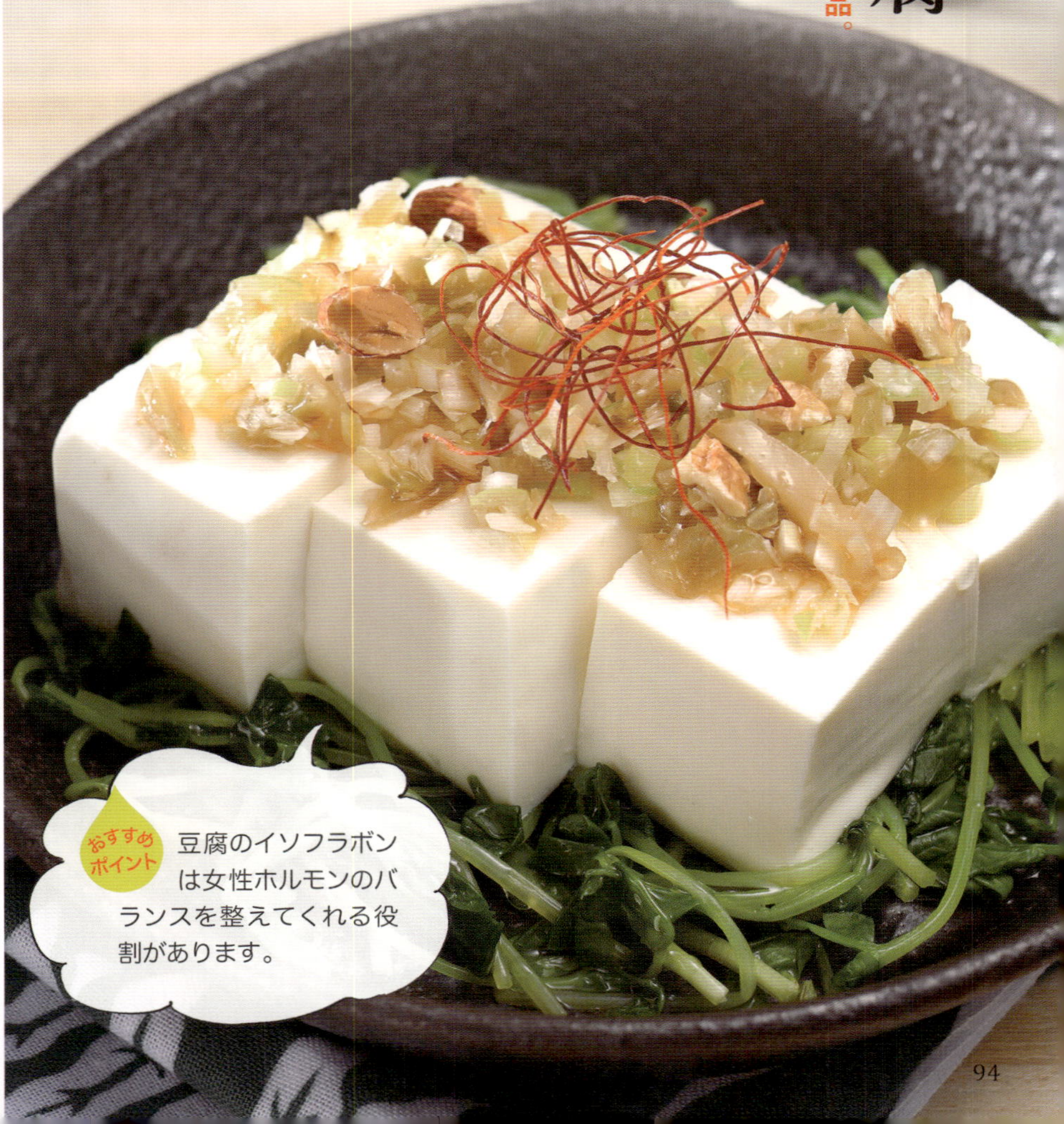

おすすめポイント
豆腐のイソフラボンは女性ホルモンのバランスを整えてくれる役割があります。

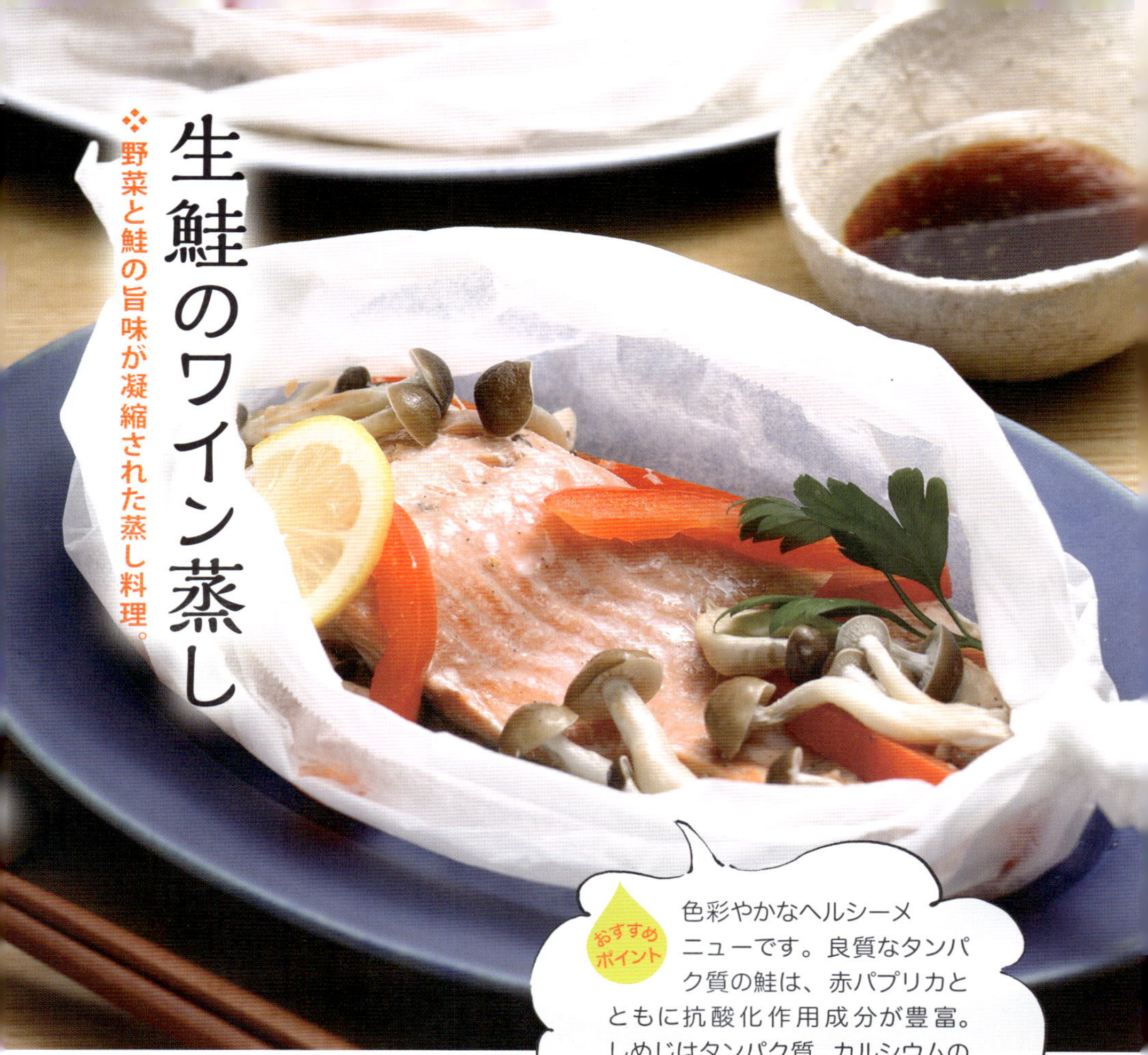

生鮭のワイン蒸し

❖野菜と鮭の旨味が凝縮された蒸し料理。

おすすめポイント

色彩やかなヘルシーメニューです。良質なタンパク質の鮭は、赤パプリカとともに抗酸化作用成分が豊富。しめじはタンパク質、カルシウムの吸収を高める必須アミノ酸が豊富で免疫力を活性化します。

材料（2人分）

生鮭切り身…２切れ
しめじ…½パック
赤パプリカ…¼個
塩・こしょう…少々
白ワイン…小さじ２
レモンスライス…２～３枚
イタリアンパセリ…適量

<えごまポン酢たれ>

えごま油…小さじ２
ポン酢…大さじ１
柚子こしょう…少々

クッキングシート（20㎝程×2枚）

作り方

1. しめじは石づきをとり赤パプリカは食べやすい長さに切る。
2. クッキングシートの中央にそれぞれ生鮭切り身をのせ、まわりにしめじ、赤パプリカ、レモンスライスを並べ、塩・こしょう・白ワインをふってシートをキャンディ状につつむ。
3. レンジ（600W）で４～５分加熱する。食べる直前にクッキングシートを開けてえごまポン酢たれをかけ、イタリアンパセリを添えて出来上がり！

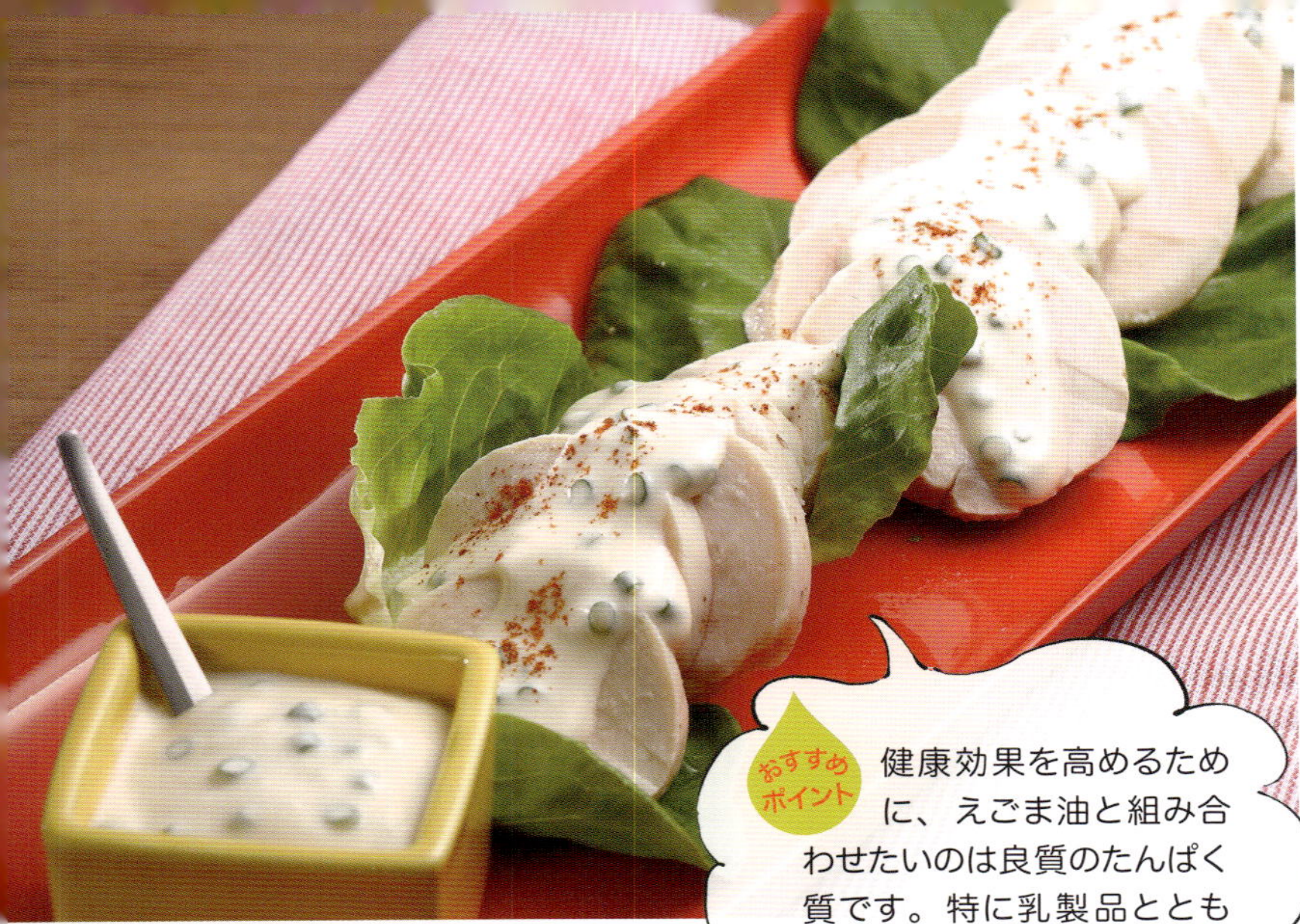

蒸し鶏のえごまチーズソースがけ

❖ヘルシーな鶏むね肉がプレミアムな一品になります。

おすすめポイント
健康効果を高めるために、えごま油と組み合わせたいのは良質のたんぱく質です。特に乳製品とともに摂るのがおすすめです。

材料(作りやすい分量　2本分)

鶏むね肉(皮なし)…２枚
ハーブ類(タイム・ローリエ・ローズマリー)…適量
パプリカパウダー…適量
サラダ菜…適量
はちみつ…大さじ½
塩…小さじ１
こしょう…少々

＜ソース＞
クリームチーズ…50g(室温に戻す)
牛乳…大さじ3
わさび…小さじ½～１
青ねぎ(小口切り)…３本
えごま油…大さじ１
しょうゆ…小さじ１

作り方

1. 鶏むね肉にはちみつ、塩、こしょうをふって手ですり込むようにして全体になじませもみこむ。
2. 保存袋に１とハーブ類を入れ冷蔵庫で５時間～半日ねかせる。
3. まな板にラップを敷き、その上に鶏むね肉をのせ、手前からラップごとくるくると形を整えながらしっかり巻く。ラップの両端をねじり縛る。もう１枚も同様にする。
4. 厚手の鍋に水１ℓを沸かし３を入れ４分ゆでる。鍋を火から下ろし蓋をしてそのまま煮汁がさめるまでおく。
5. 鶏むね肉を取り出しラップをはずし５㎜の厚さの輪切りにする。
※冷蔵庫保存で、３～４日美味しくいただけます。冷凍保存も可。
6. クリームチーズに牛乳を加えて溶きのばし、わさび、青ねぎ、しょうゆ、えごま油を入れソースを作る。
7. ５をサラダ菜の上に盛り付け６のソースをとろりとかける。
8. お好みでパプリカパウダーをかける。

真鯛と大根のハーブカルパッチョ

真鯛で大根、みょうがを巻いていただきます。

おすすめポイント　通常オリーブオイルが使われるタレをえごま油に置き換えることで風味とコクがアップします。サラダのように生野菜がたっぷり食べられるカルパッチョです。

材料（4人分）

真鯛…150g
大根…2cm
みょうが…1本
塩…少々

A
- えごま油…小さじ2
- 薄口しょうゆ・レモン汁…各小さじ1
- 酢…大さじ½
- 塩・粗びき黒こしょう…各適量

イタリアンパセリ…適量

作り方

1. 真鯛はそぎ切りにし、大根は薄い半月切り、みょうがはせん切りにする。
2. 1に塩をふる。
3. 混ぜ合わせたAをかけ、イタリアンパセリを飾る。

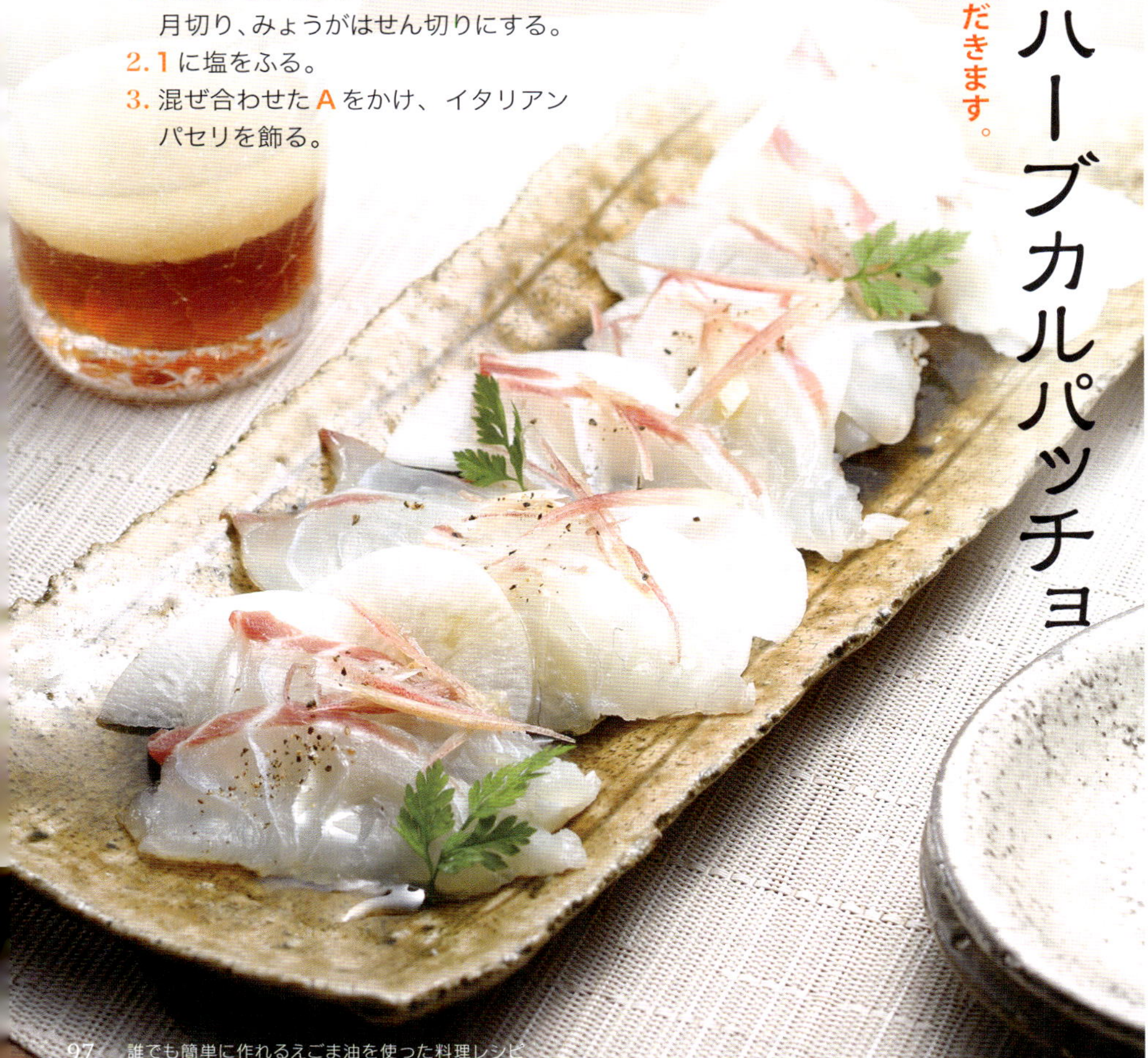

豚肉の生姜焼き風

豚肉に下味をつけて煮込み、
最後にえごま油を回しかけてヘルシーに仕上げる。

材料（2人分）

豚こま切れ肉…200g
玉ねぎ…½個
えごま油…小さじ2

A
- 生姜のすりおろし…1片分
- 酒…大さじ3
- しょうゆ・はちみつ…各大さじ2

ベビーリーフ、トマト…各適量

作り方

1. 玉ねぎは薄切りにする。
2. 1と豚こま切れ肉をボウルに入れ、Aをもみ込む。
3. フライパンに 2を広げ入れて火にかける。混ぜ合わせながら煮て、汁気が少なくなったら火を止め、えごま油をまわしかける。
4. ベビーリーフとトマトをそえて、3を盛りつける。

おすすめポイント

定番料理の豚肉の生姜焼きも、油で焼かないのでヘルシーに仕上がります。豚肉に含まれるビタミンB1は、お米などの糖質の代謝を促進する疲労回復メニューです！

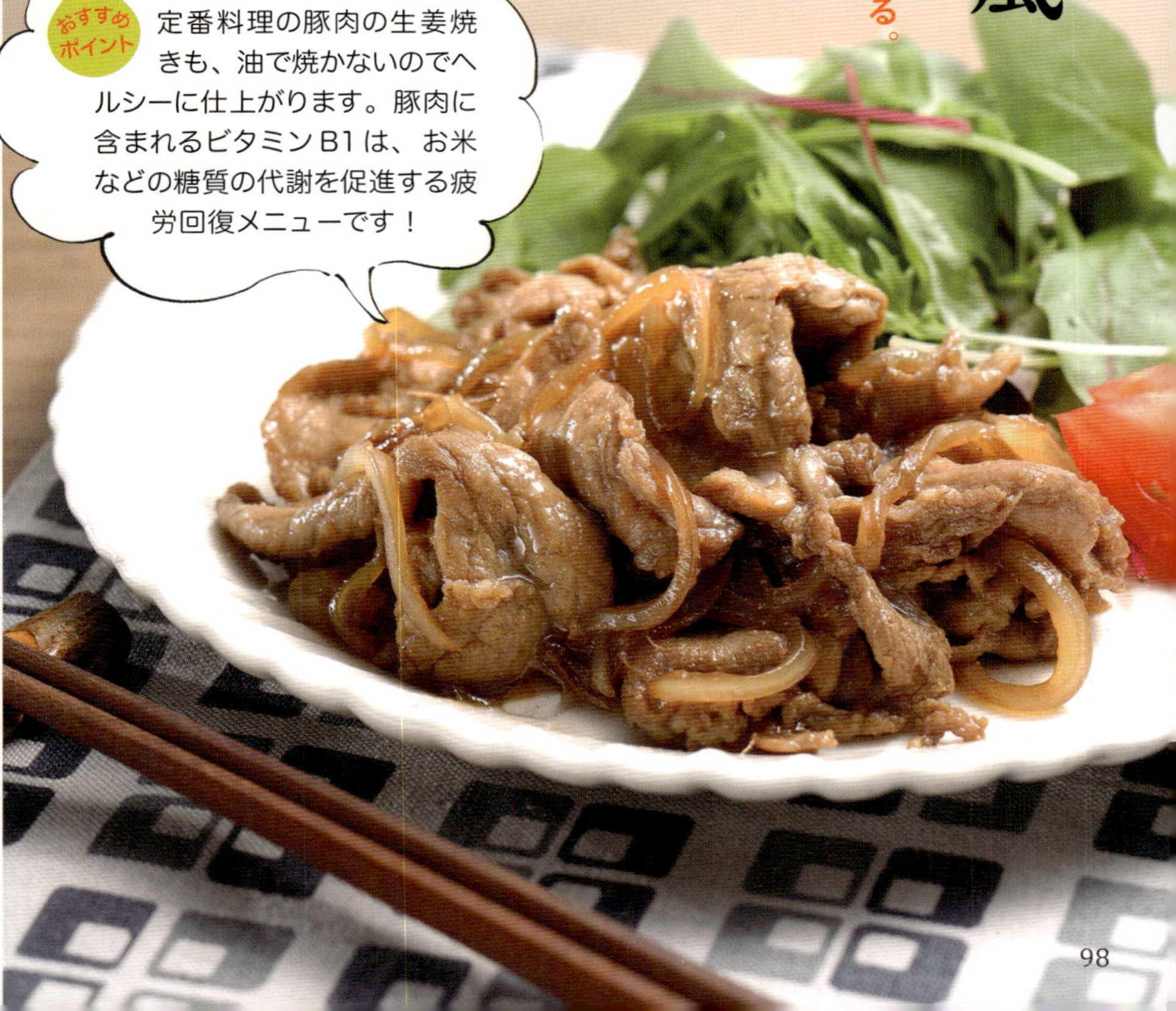

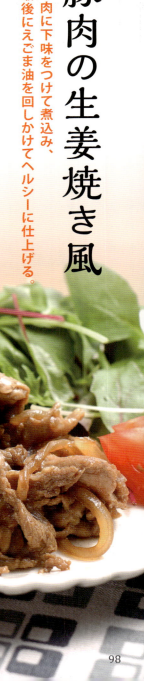

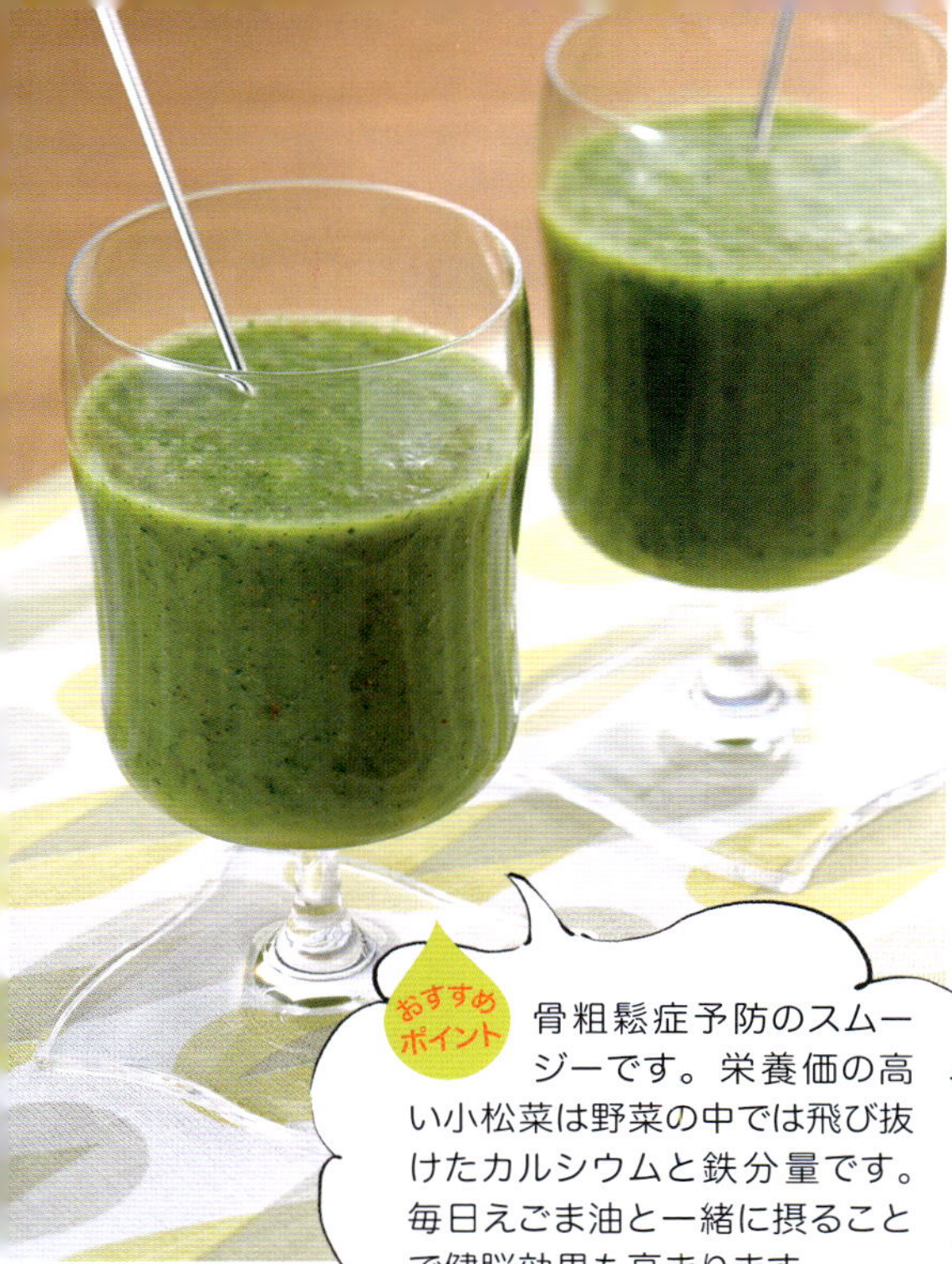

ベジスムージー

❖色鮮やかヘルシードリンクに
えごま油プラス！

材料（2人分）

小松菜…30ｇ
キウイフルーツ…½個
りんご…¼個
人参…⅓本
はちみつ（お好みで）
…小さじ１～２
えごま油…小さじ１
水…200cc

作り方

1. キウイフルーツはヘタを取り皮をむく。小松菜、人参とともに2㎝の長さに切る。りんごは皮をむかずに芯をとり2㎝角に切る。
2. 1 と他の材料をミキサーに入れ、なめらかになるまでまぜる。

おすすめポイント
骨粗鬆症予防のスムージーです。栄養価の高い小松菜は野菜の中では飛び抜けたカルシウムと鉄分量です。毎日えごま油と一緒に摂ることで健脳効果も高まります。

パプリカとキウイのスリムスムージー

❖たっぷりのビタミンＣとえごま油でダイエットスムージー。

材料（2人分）

キウイフルーツ…½個
パプリカ（黄色）…½個
りんご…¼個
バナナ…１本
えごま油…小さじ２
無調整豆乳…250cc

作り方

1. キウイフルーツはヘタを取り皮をむく。パプリカは軸と種を取り2㎝角に切る。りんごは皮をむかずに芯をとり2㎝角に切る。バナナは皮をむき、2㎝の輪切りにする。
2. 1 と他の材料をミキサーに入れ、なめらかになるまでまぜる。

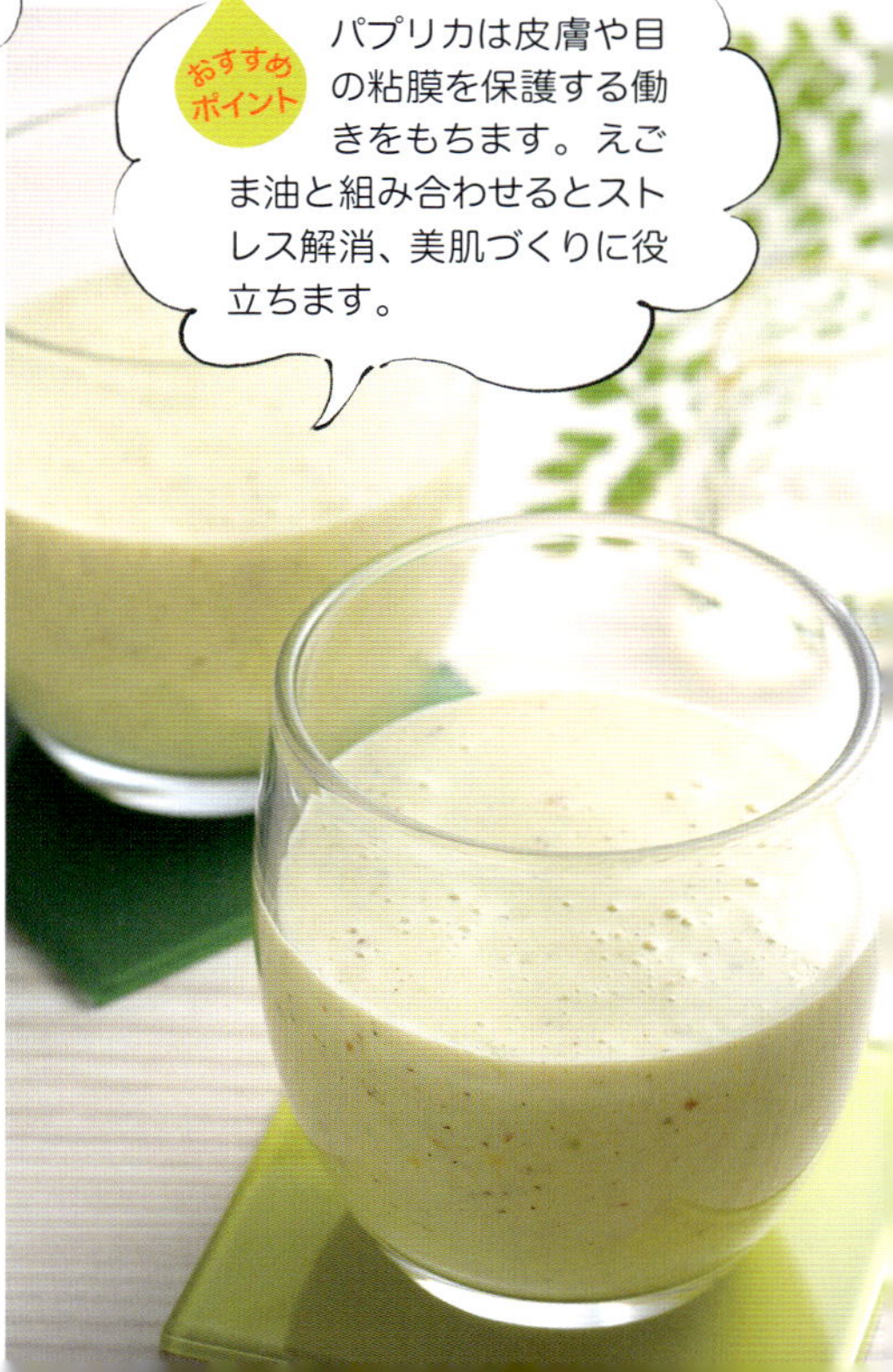

おすすめポイント
パプリカは皮膚や目の粘膜を保護する働きをもちます。えごま油と組み合わせるとストレス解消、美肌づくりに役立ちます。

長芋とオクラのとろとろ汁

❖腸にも優しいとろとろのお味噌汁です。

材料(2人分)

長芋…100g
オクラ…2本
味噌…大さじ3
だし汁…600cc
えごま油…小さじ1

作り方

1. 長芋は皮をむいてすりおろす。オクラは薄い小口切りにする。
2. 鍋にだし汁を煮立てる。その中にオクラを入れて、味噌を溶き入れる。
3. 長芋を入れて火を止める。仕上げにえごま油をかける。

おすすめポイント

長芋やオクラはねばねば成分のムチンを多く含みます。肉体疲労や体力アップに効果的です。えごま油を最後にかけると深い味わいになります。

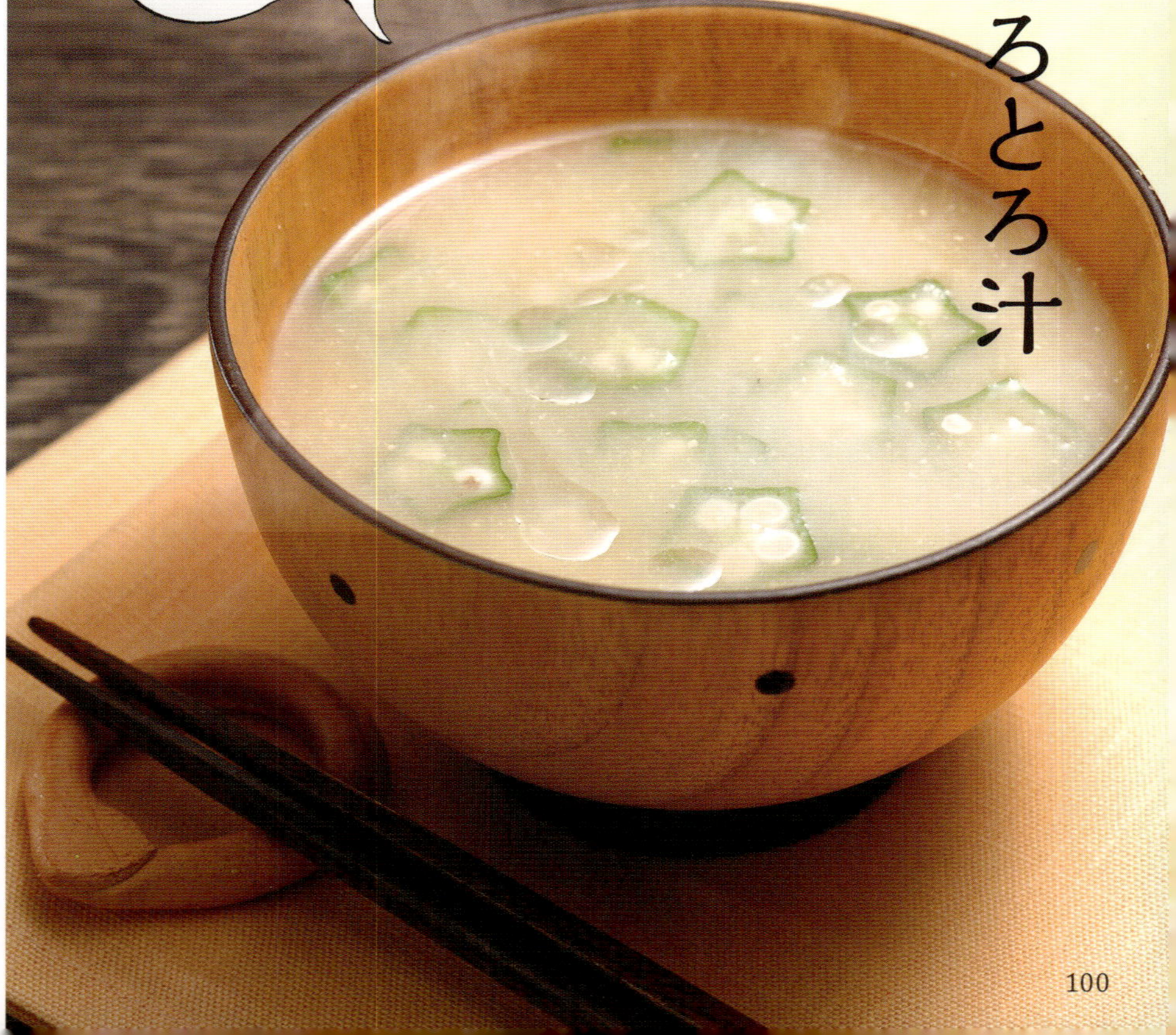

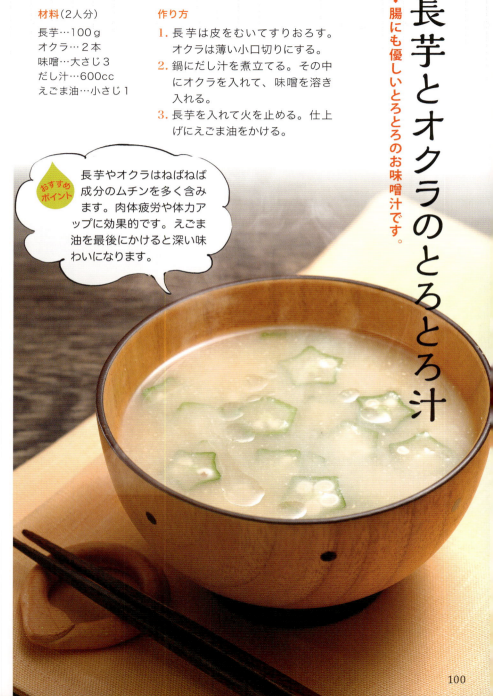

枝豆のえごまスープ

❖豆乳とだし汁でさっぱりと仕上げたスープにえごま油でコクをプラスして温かくても冷たくてもおいしく召し上がれます。

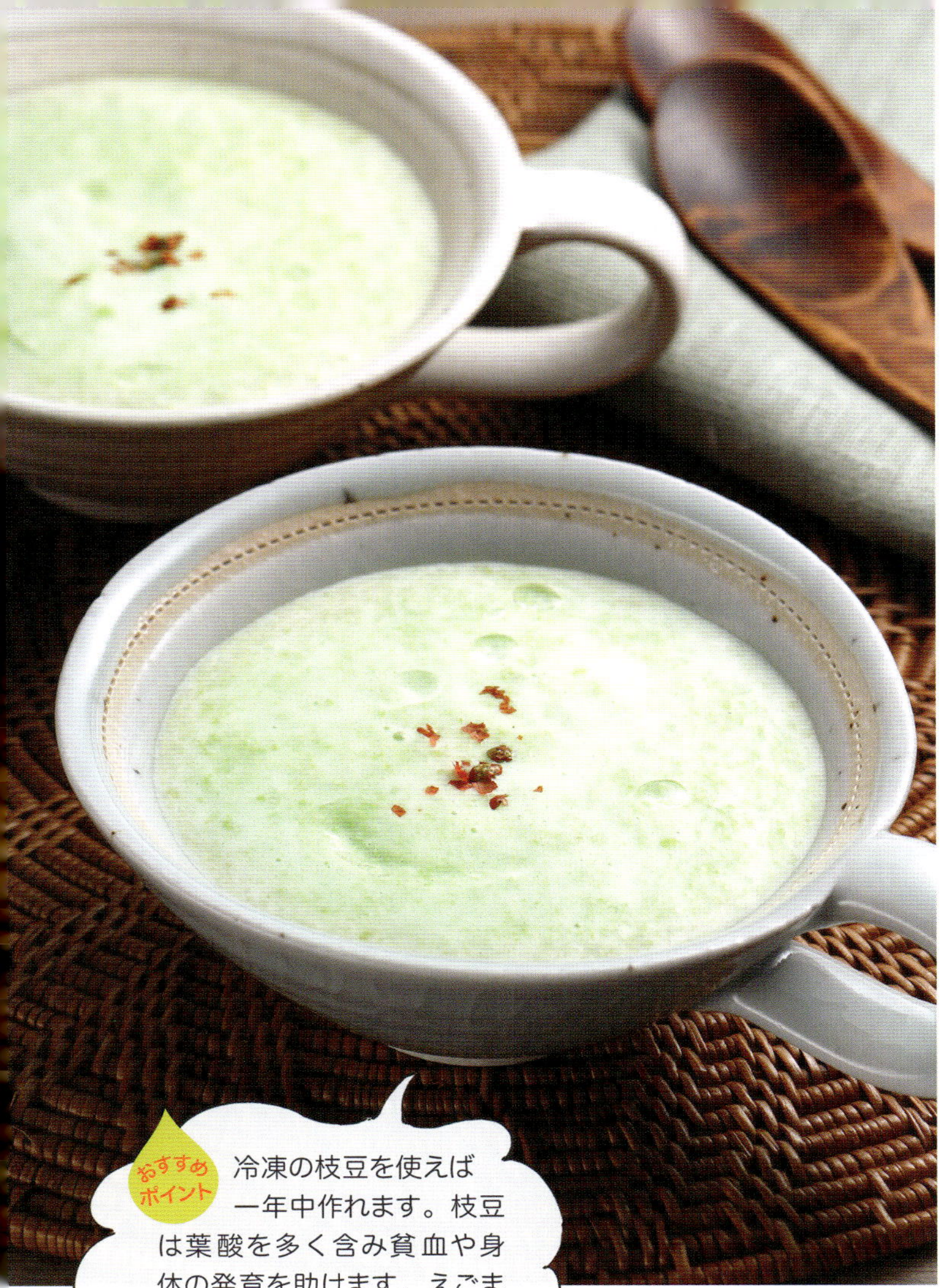

おすすめポイント
冷凍の枝豆を使えば一年中作れます。枝豆は葉酸を多く含み貧血や身体の発育を助けます。えごま油をプラスすれば認知症予防にも効果アップ。

材料（4人分）

枝豆…250g
玉ねぎ…¼個
豆乳・昆布だし汁…各250cc
えごま油…大さじ1
塩・ピンクペッパーホール…各適量

作り方

1. 枝豆は塩を入れた湯で約10分ゆでる。鞘から取り出す。
2. 玉ねぎはみじん切りにする。
3. 鍋に昆布だし汁を煮立て、2を入れて約10分煮る。豆乳を加えてひと煮し、塩で調味する。
4. ミキサーに1と3を入れて混ぜる。
5. 器に盛ってえごま油を回しかけ、ピンクペッパーをひねって散らす。

えごま風味のポキ丼

❖ハワイのお惣菜のポキと
えごま油は黄金の組み合わせ。

材料（2人分）

まぐろ…150g
アボカド…1個
レモン汁…少々
塩麹…大さじ1
えごま油…大さじ1
青ねぎ…適量
わさび…適量
きざみのり…適量
白ごま…適量
ご飯（炊きたて）…丼２杯分

作り方

1. まぐろを１〜1.5cm角に切り塩麹とえごま油を加えもみこんでおく。
2. アボカドは皮と種をとり2cm角に切り、レモン汁をまぶす。
3. ボウルに1と2と小口切りにした青ねぎを加えよく和える。
4. 丼にご飯を盛り3をのせる。好みできざみのりと白ごまをふりわさびをそえる。

おすすめポイント

まぐろはえごま油と同様DHA・EPAを多く含み、含有量は魚の中でトップです。肝臓機能を強化すると話題のタウリン。血行をよくするビタミン、鉄分も多いです。アボカドもコレステロールを減らす働きがあります。

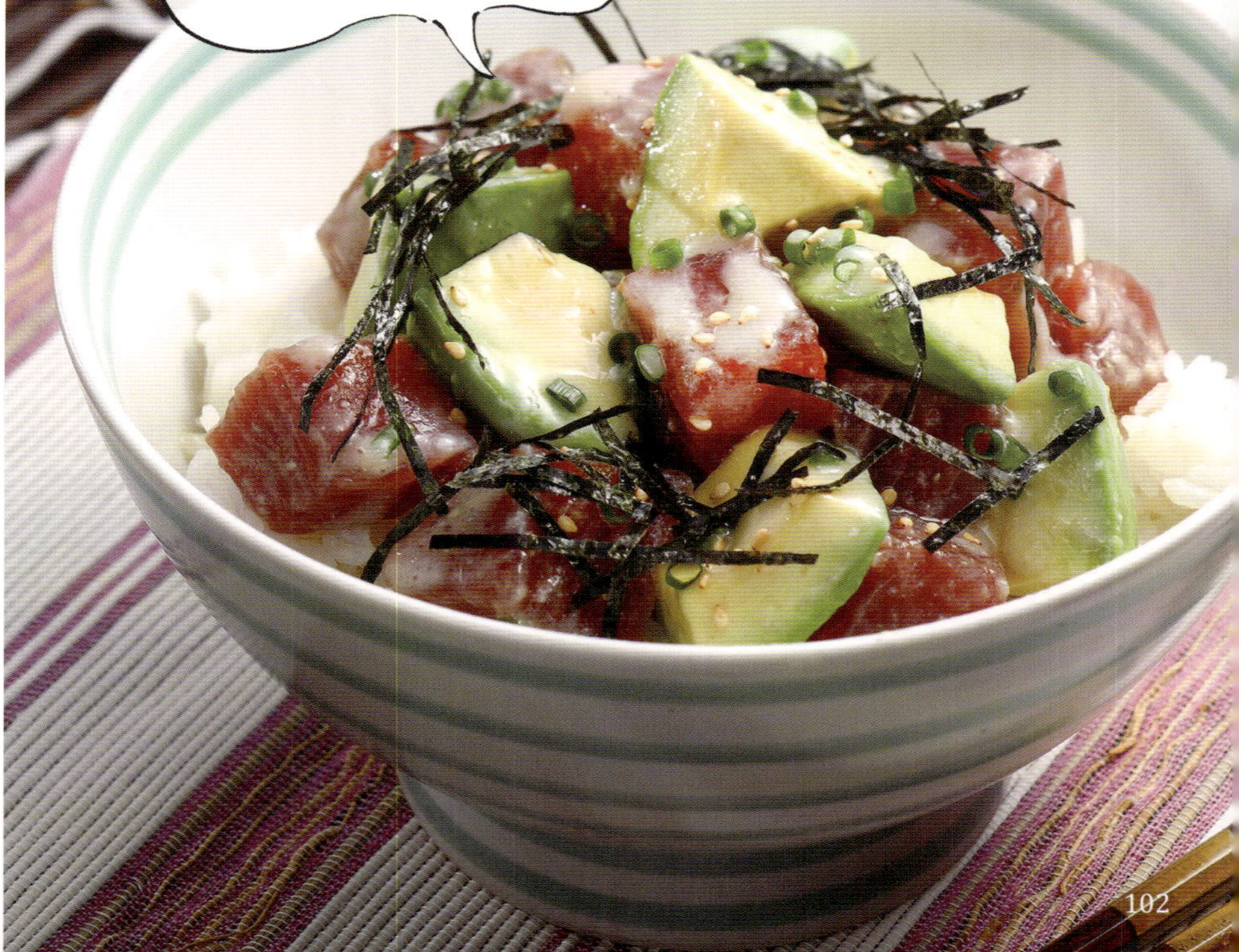

ガーリックたこ飯

❖たことたっぷりのガーリックでパンチの効いたご飯です。

おすすめポイント
にんにくは疲労回復効果で風邪を吹き飛ばします。たこはコレステロール値を下げるタウリンが豊富です。黒こしょうがアクセントで食欲のない時も！

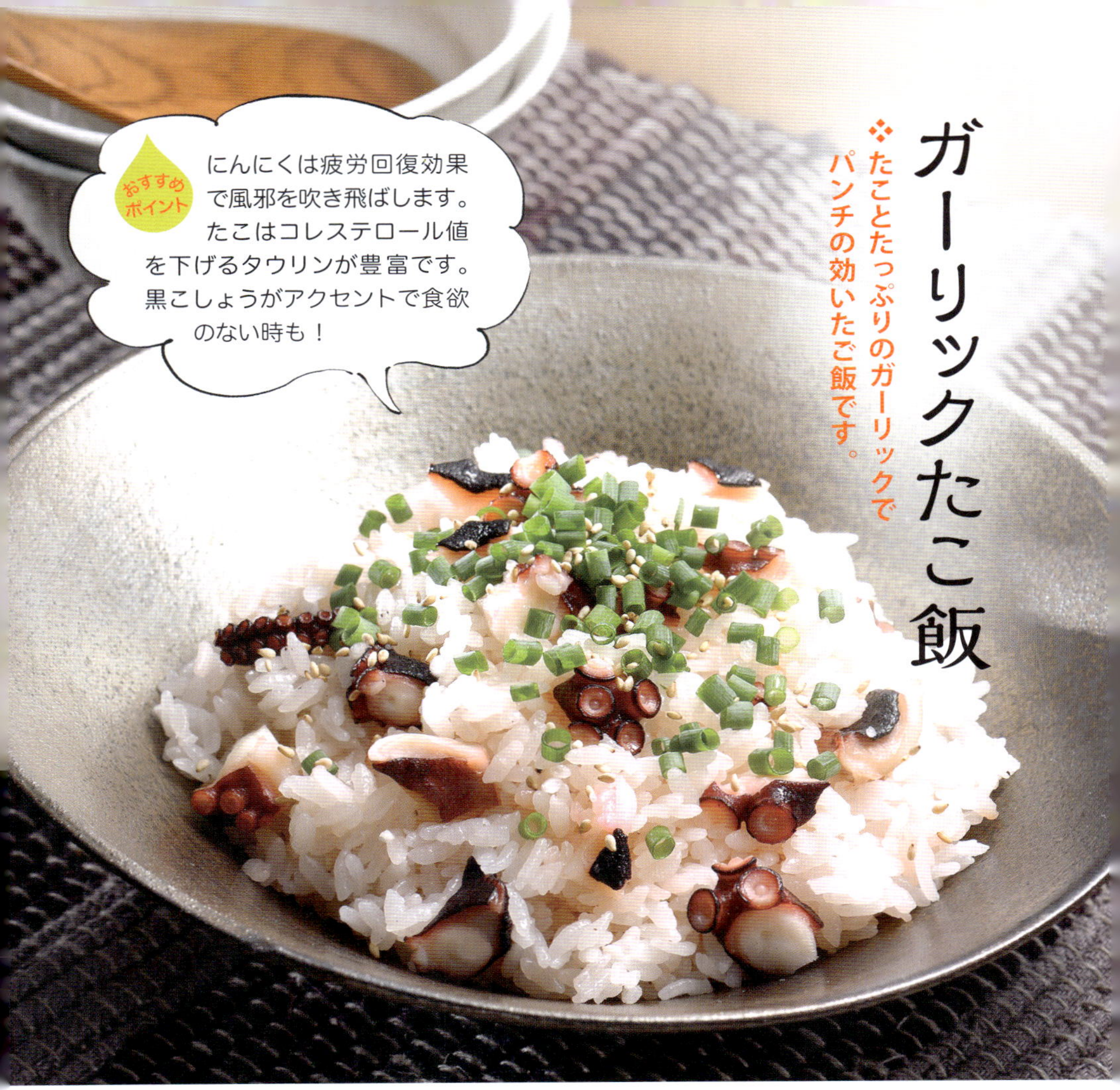

材料（2合分）

ゆでだこ…100g
にんにく…2片
米…2合
えごま油…大さじ1

A
- 塩…小さじ⅔
- 酒…大さじ1
- 粗挽き黒こしょう…適量

炒り白ごま…適量
青ねぎ…適量

作り方

1. ゆでだこは一口大に切り、にんにくはみじん切りにする。
2. 米は洗って炊飯釜に入れ、水を2合の目盛りまで入れる。Aと1を加えてひと混ぜし、炊く。
3. えごま油を加えて混ぜ合わせ、器に盛る。炒り白ごまと青ねぎを散らす。

プチごまだんご

❖レンジで作れる本格和菓子。えごま油で香ばしい風味。

材料（10ヶ分）

こしあん…150ｇ
えごま油…小さじ1

＜皮＞

A
- 白玉粉…50ｇ
- 砂糖…50ｇ
- 水…90cc

白ごま…½カップ
（平らな皿に広げておく）
片栗粉…適量

作り方

1. こしあんはえごま油を加えなめらかになるまで混ぜて10等分して丸めておく。
2. 耐熱容器にAを合わせてだまがなくなるまで混ぜる。
3. ふんわりとラップをして電子レンジ（600W）で3分加熱する。木ベラで練り、こしと透明感が出てきたら片栗粉を敷いた皿に取り出す。
4. 3を10等分にし薄く円形にのばし、1を包み込む。
5. 水をつけた手で4を転がしながら白ごまをむらなくまぶす。

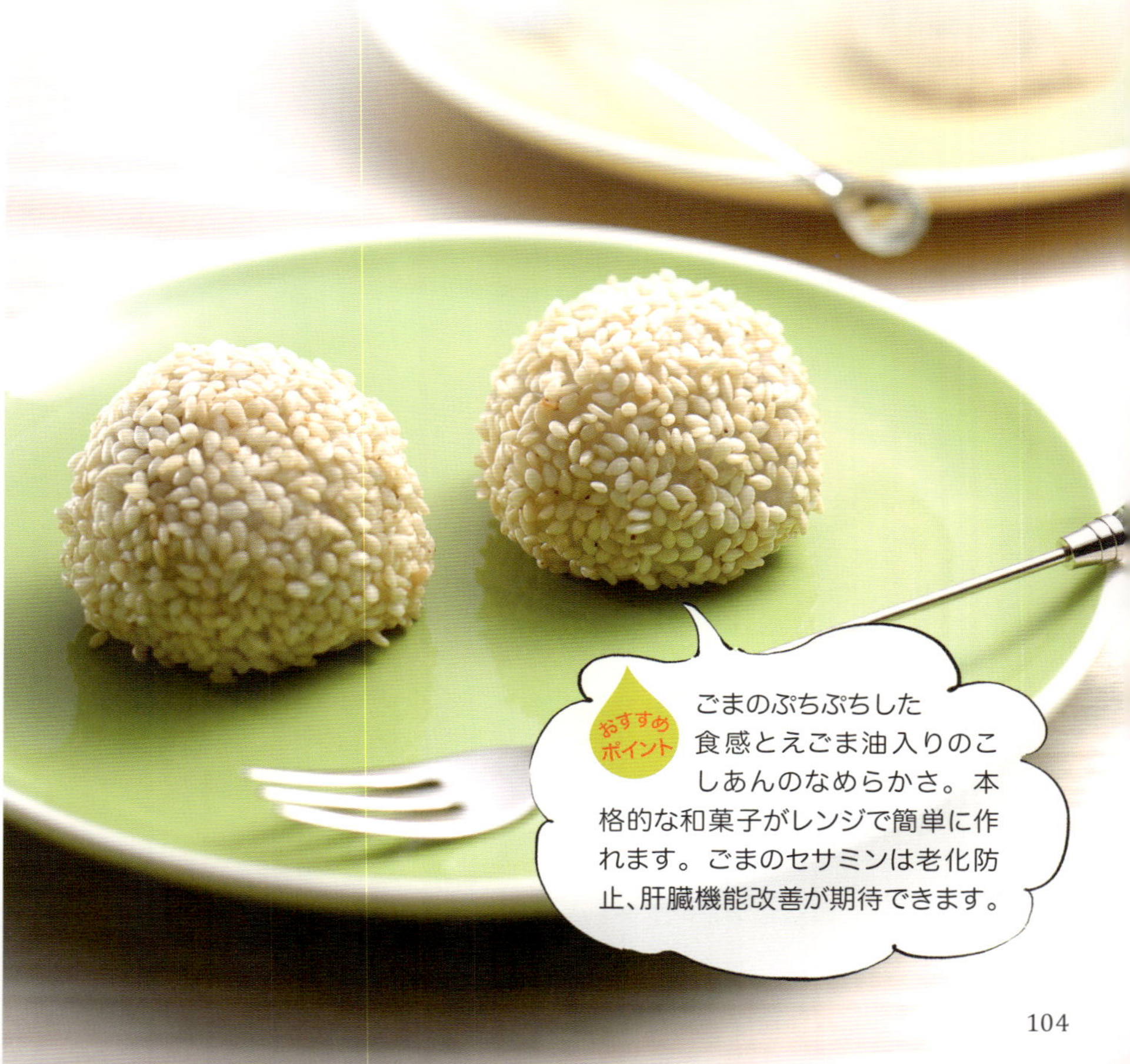

おすすめポイント

ごまのぷちぷちした食感とえごま油入りのこしあんのなめらかさ。本格的な和菓子がレンジで簡単に作れます。ごまのセサミンは老化防止、肝臓機能改善が期待できます。

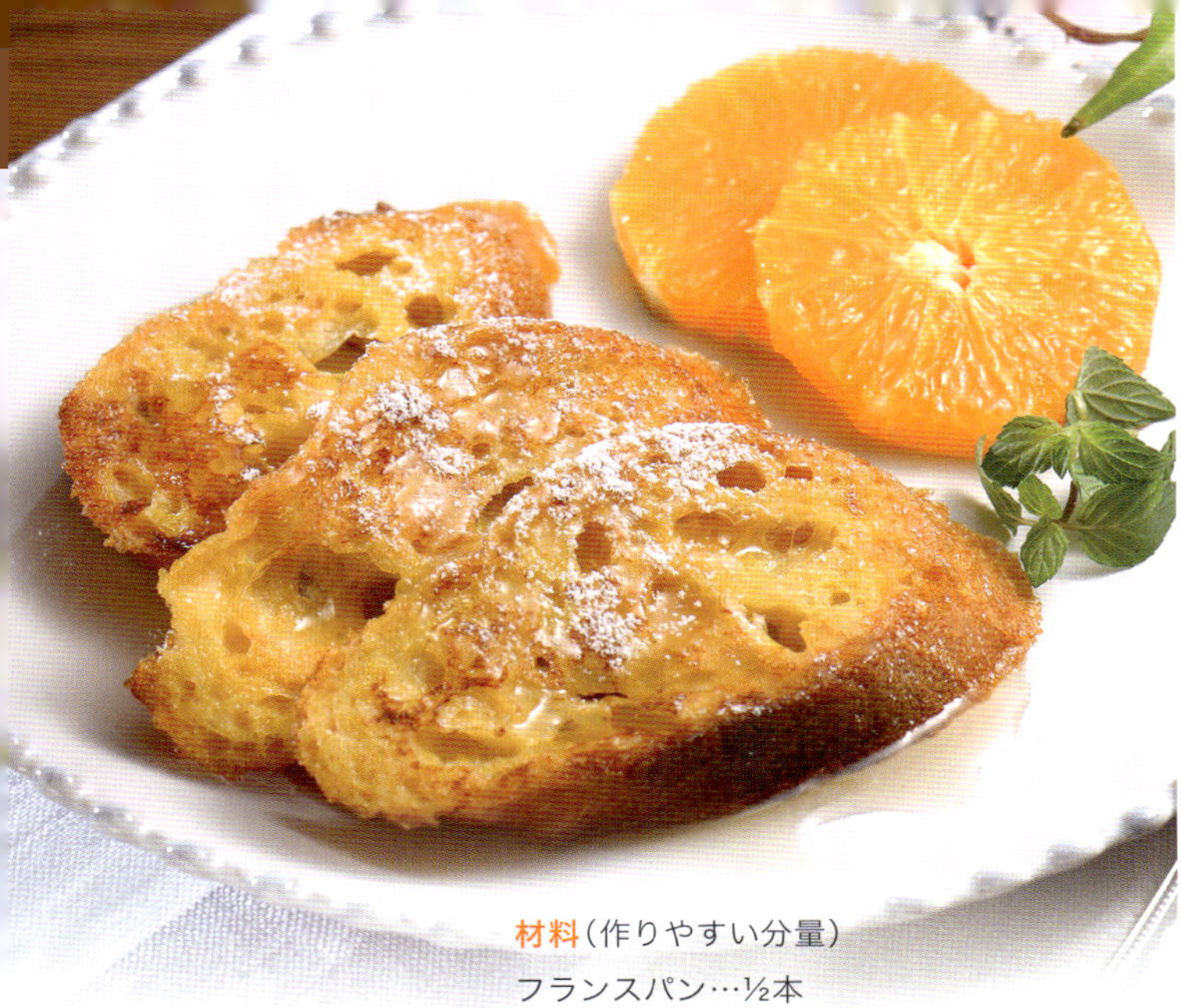

メイプルフレンチトースト
（オレンジのマリネ添え）

❖えごま油とココナッツオイルでしっとりと風味豊かなフレンチトーストに。

材料（作りやすい分量）

フランスパン…½本

A
- 卵…２ヶ
- きび糖…大さじ１
- 豆乳…120cc

ココナッツオイル…適量
メープルシロップ…大さじ２
えごま油…小さじ１

作り方

1. フランスパンを１cm幅に切る。Aをよく混ぜ合わせる。
2. Aをフランスパンにしみ込ませる。
3. フライパンを弱火で熱しココナッツオイルを適量入れなじませる。２のフランスパンの両面をじっくり焼く。
4. お皿に取り出しメープルシロップとえごま油をかけて、オレンジマリネを添える。

おすすめポイント
えごま油が酸味のあるオレンジにも合います。パーティーメニューの中でさっぱりとした一品に！オレンジは抗酸化作用のビタミンCで、皮膚や粘膜を強くするカロテンを含んでいます。

オレンジのマリネ

❖えごま油はさわやかなフルーツにも合います。

材料（作りやすい分量）

オレンジ…３個
えごま油…小さじ½
白ワイン…大さじ3
砂糖…大さじ2
ミント…適量

作り方

1. オレンジ３個は皮と薄皮をむいて輪切りにする。
2. 小鍋に白ワインを入れてひと煮し、砂糖を溶かす。火からおろしてえごま油を加えて混ぜ合わせる。
3. １に２をかけ、ミントを散らし、冷蔵庫で冷やす。

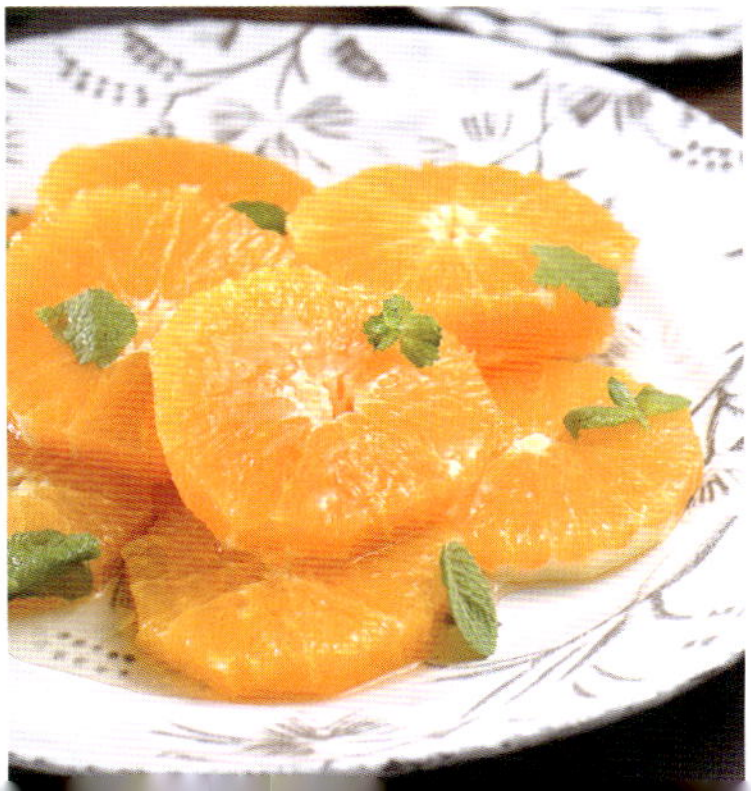

豆腐ティラミス

❖さっぱりとした豆腐クリームがおいしいヘルシー&ナチュラルな一品。

材料（4人分）

絹豆腐…600g

A
- メープルシロップ…80cc
- レモン汁…20cc
- えごま油…小さじ1
- 塩…少々

B
- エスプレッソコーヒー（インスタントコーヒーを濃く入れたものでも可）…大さじ4
- ラム酒…大さじ1

フィンガービスケット（お好みのビスケットでも可）…適量

ココアパウダー…適量

作り方

1. 絹豆腐は300gずつキッチンペーパーに包み、耐熱容器に入れてそれぞれレンジ（600W）で約4分ずつ加熱する。
2. キッチンペーパーをザルに敷き、ボウルで受ける。1を入れて冷蔵庫で約1時間水切りをしながら粗熱をとる。
3. ミキサーに2とAを入れてまぜる。容器に移し冷蔵庫で冷やす。
4. 別の容器にフィンガービスケットを敷き、Bをかける。3の半量をのせて広げる。これをもう一度繰り返し、冷蔵庫で約1時間冷やす。ココアパウダーをふる。

おすすめポイント

チーズを使用せず、絹豆腐でつくるクリームはさっぱりして、どの世代の方にも好まれる味。えごま油を小さじ一杯入れると味に深みがでます。

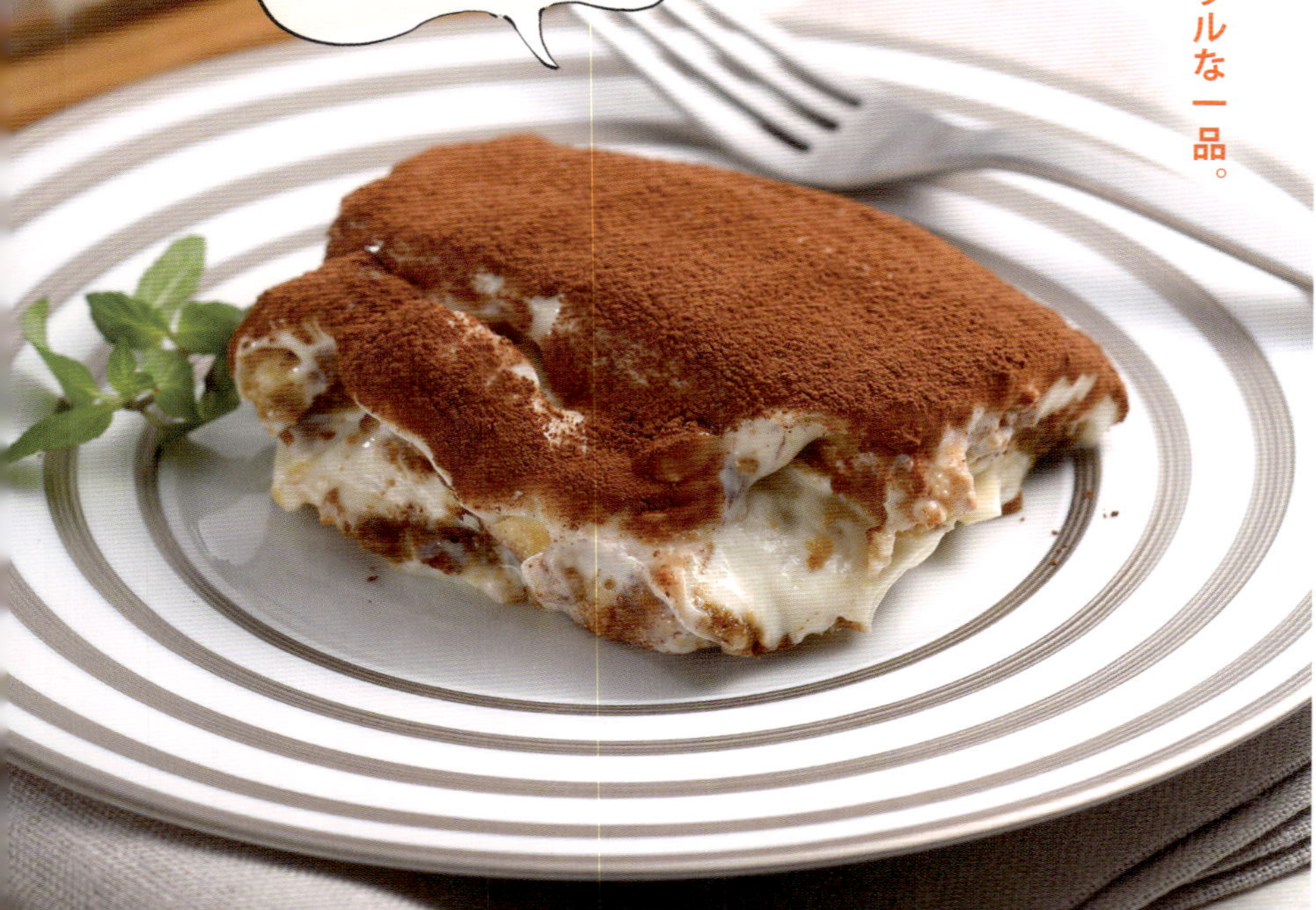

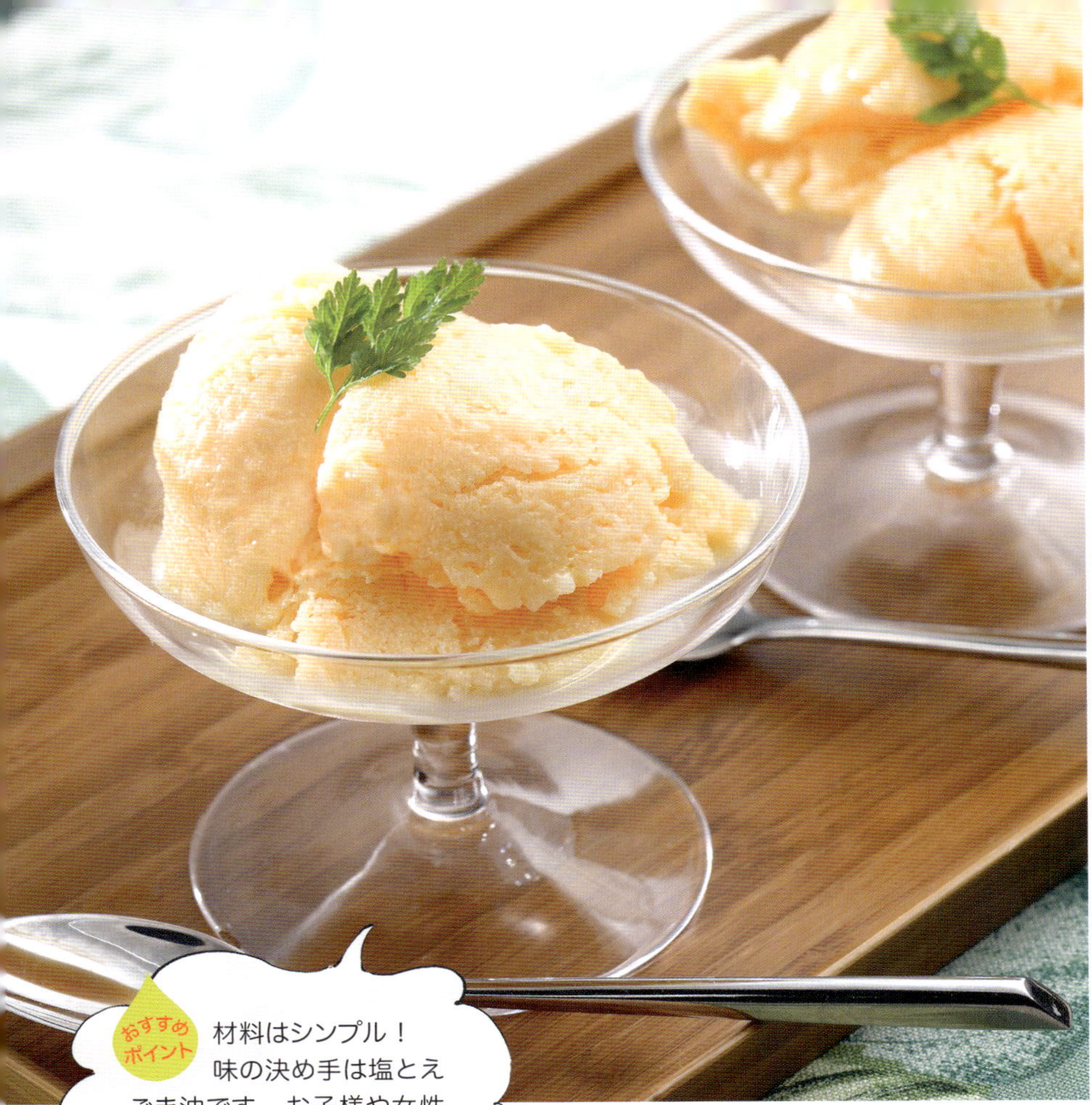

おすすめポイント
材料はシンプル！
味の決め手は塩とえごま油です。お子様や女性にも好まれる無添加で糖分を控えたアイスです。

塩アイス

塩気とえごまのコクがおいしい無添加アイスです。

材料（作りやすい分量）

豆乳…300cc
卵黄…２個分
えごま油…小さじ2

A
- 砂糖…50g
- 塩…5g

ミント（お好みで）

作り方

1. ボウルに卵黄を入れ、泡立て器で溶きほぐす。Aを加えてすり混ぜる。
2. 鍋に豆乳を入れ、沸騰直前まで温め、1に加えて混ぜ合わせる。
3. ２を氷水にあてながら約5分混ぜる。えごま油を加えてさらに約５分混ぜる。
4. 保存容器に入れ、冷凍庫で凍らせる。お好みでミントを飾る。

始まりは〝小さな意識改革〟から

松田敦子

私がお料理を多くの方に教えるようになったきっかけは、長女が0歳からアトピー性皮膚炎だったからです。母乳のみで育てたので母親の健康状態や食べた物がダイレクトに子供の身体に影響するのを目の当たりにするたびに責任を感じて悩み、気持ちが滅入る毎日でした。子供を背負って朝の満員電車に乗り、数時間かけて病院に通い、定期的に診察していただくも改善されませんでした。日々模索するなかで、根本的に治すにはやはり基本は食！　食の大切さを痛感しました。

私の実家は兼業農家です。旬の時期に季節の食材、地元や実家で採れた米や野菜を食べ、味噌、ぬか床、梅干しなどの保存食からおやつまで、すべて母の手作りで育ったのですが、私はあまりにも食に関心がなかったと反省し、改めて母の手料理を学ぶことから始めました。

そんな頃、近所の公園でお子様のアレルギーに悩む私と同じ境遇のお母さん方4人に出会い、情報交換や悩みを共有するうちに私が母から教わった野菜中心の手作りの料理を教えて欲しいと頼まれ、当初は4人のお母さんに子供を背負ってできる範囲のお料理を教えていました。

主婦目線の時短料理がお役にたてたのか口コミで広がり、自宅で料理教室を開催することになりました。年末の自宅の料理教室に2日間で80人もの方が集まられた時は本当に驚きました。また私が料理教

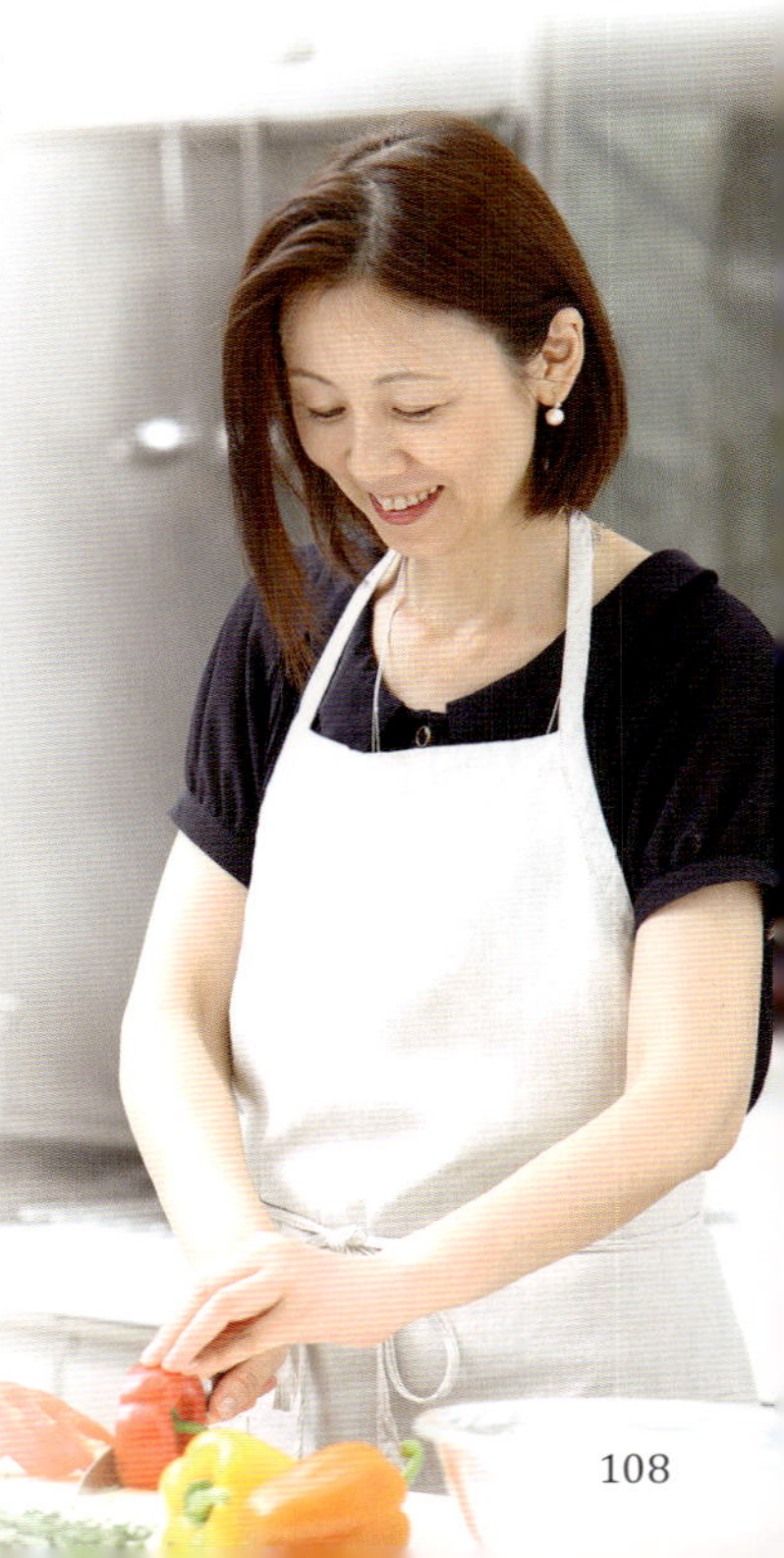

室で扱った食材を生徒さんがすぐに買いに行かれ、市内のスーパーの店頭から消えるまでになりました。生徒さんの笑顔は同時に私の喜びに繋がっていきました。

私自身は特にお味噌作りに魅了され「美味しかった」の声が原動力となり、児童館や小学校、中学校などから声がかかるたびに仲間と共に食育の一環としてお味噌作りを伝える活動を20年以上継続しました。のべ1万人以上の方に伝え、現在も進行中です。そんな日々の活動の中で『心身ともに充実した幸福感を得るには健康が基軸になる。美味しさだけでなく食品のもつ生理機能に着目し、病気にならない身体作りが大事』という考えに至りました。そんな健康に対する思いから、多くの医師の皆様と一緒に最新の予防医学を学び、3年間の研修を経て日本予防医学会認定の予防医学指導士の資格をとりました。

2013年に井上浩義先生に出会い、身体に良い油「えごま油」の存在を知りました。α-リノレン酸をもっとも多く含み、健康！ 美肌！ 認知症予防！ に効果アリという奇跡のえごま油のお話を聞き、知れば知るほど、えごま油のとりこになりました。えごま油は善玉コレステロールを増やし血管を若返らせる、生活習慣病の予防になり、また認知症や子供の脳の発育にも効果的であると言われています。美容面では肌のターンオーバーが促進され美肌を作ります。私は毎晩寝る前にえごま油をスプーン一杯を飲むのを習慣にしています。寝ている間に代謝を促しアンチエイジング効果も期待できます。

味や香りが良く、和食からスイーツに至るまでどんな料理にも気軽に取り入れられるえごま油。本書では料理教室で幅広い世代の皆様に好評だったレシピを掲載しています。

これからも、えごま油を代表とするエビデンスの確かなものを積極的にご紹介し、予防医学指導士として『健康長寿』のための病気予防に真摯に取り組んでいきたいと思います。

おすすめのえごま商品

こんな商品があります

㈱フランシュエット
ヘルシーエッセンス エゴマ&レスベラ
7,000円（税込）／１袋90粒

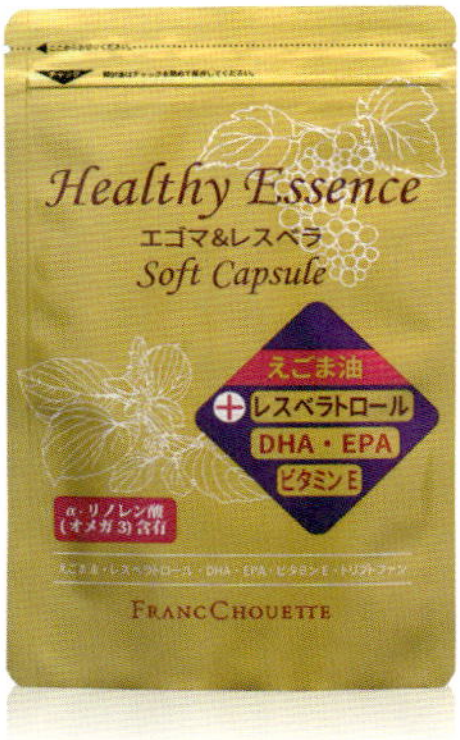

α-リノレン酸が豊富に含まれるえごま油と高い抗酸化力をもつレスベラトロールを配合したサプリメント。さらにDHA・EPAやビタミンE、トリプトファンでエイジングサポートを強化。

問 ㈱フランシュエット
☎ 045-949-0551
http://francchouette.com

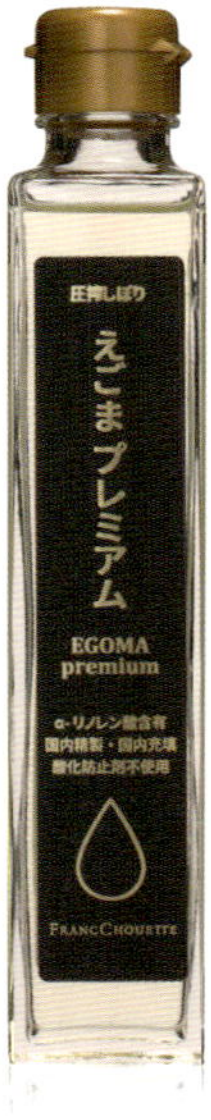

㈱フランシュエット
えごまプレミアム
2,200円（税込）／180g

えごまの種子100％を化学溶剤を使わずに圧搾しぼりで製造。日本国内で製油し酸化防止剤も一切使っていないえごま油。α-リノレン酸を100gあたり58.1g含む。

問 ㈱フランシュエット
☎ 045-949-0551
http://francchouette.com

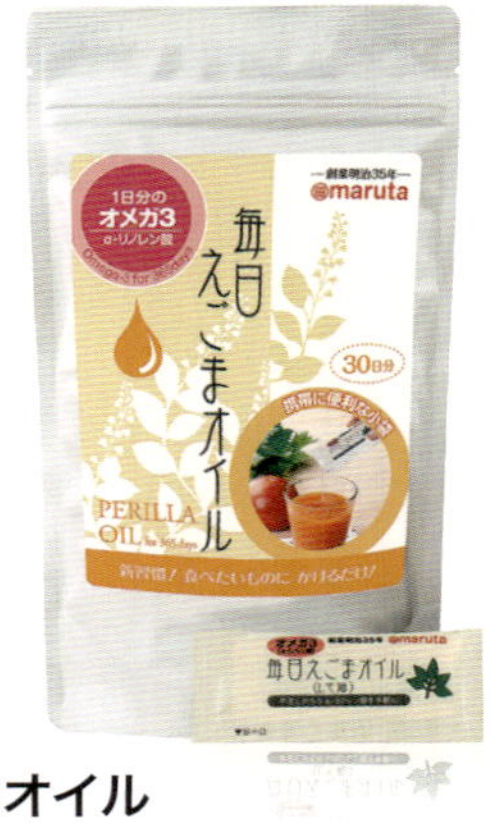

太田油脂㈱
毎日えごまオイル スティックタイプ
1,620円（税込）／４g×30袋

α-リノレン酸が豊富に含まれる「えごま油」を持ち運びに便利な携帯用小袋入りにしました。

問 太田油脂㈱
☎ 0120-313-577
http://www.ohtaoilmill.co.jp

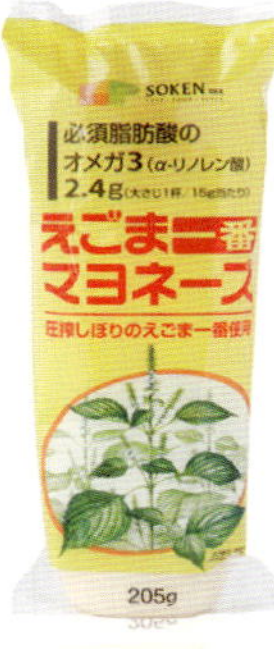

㈱創健社
えごまマヨネーズ
508円（税込）／205g

圧搾しぼりの「えごま一番」を使用した卵黄タイプのあっさりまろやか風味のマヨネーズ。大さじ１杯あたりα-リノレン酸が2.4g含まれています。

問 ㈱創健社
☎ 0120-101-702
http://www.sokensha.co.jp

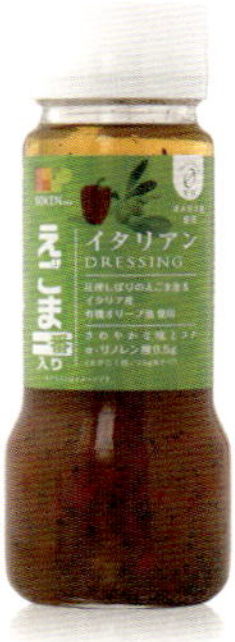

㈱創健社
イタリアンドレッシング
486円（税込）／150ml

α-リノレン酸がおいしく手軽に摂れるドレッシング。圧搾しぼりのえごま油&ジロロモーニ有機エキストラヴァージンオリーブ油使用。

問 ㈱創健社
☎ 0120-101-702
http://www.sokensha.co.jp

■井上　浩義（いのうえ　ひろよし）

1961年生まれ。慶應義塾大学医学部教授。理学博士、医学博士。専門は薬理学、生理学、高分子化学、原子力学。医薬品の開発を通じてPM2.5やナノ粒子の研究をするかたわら、食や健康についての造詣も深く、えごま油をはじめとする食用油やナッツ類の権威としても知られる。
主な著書に『アポラクトフェリンのすべてがわかる本』『ここまでわかったPM2.5本当の恐怖』（いずれもアーク出版）、『えごま油で健康になる』（洋泉社）、『食べても痩せるアーモンドのダイエット力』（小学館）など多数。
新聞、雑誌などへの執筆をはじめ、「あさイチ」などテレビでも活躍中。

しなやか血管とサラサラ血液は
えごま油でつくる!

2015年11月10日　初版発行

■著　者　井上　浩義
■発行者　川口　渉
■発行所　株式会社アーク出版
〒162-0843　東京都新宿区市谷田町2-23
第2三幸ビル2F
TEL.03-5261-4081　FAX.03-5206-1273
ホームページ　http://www.ark-gr.co.jp/shuppan/
■印刷・製本所　新灯印刷株式会社

ISBN978-4-86059-157-1